はじめに

2011年3月11日の福島原発の事故以来、政府の発表や膨大なマスコミ報道によって、さまざまな情報が氾濫しています。

中にはいたずらに、放射能の恐怖をあおって、風評被害を撒き散らし、被災された方々にさらなるダメージを与え、復興を阻害しているようなマスコミ報道も少なくありません。

[illegible]うした報道によって、避難されてい[illegible]みならず、多くの日本人が放射[illegible]る「漠然とした不安」の中での[illegible]儀なくされています。

[illegible]は、被災された皆様をはじめ、国[illegible]ひとりが、『〝風評〟にまどわされることなく、放射能に関する正しい知識と理解に基づいて、判断し、行動し、生活して頂きたい』という考えのもとに作成されました。

私自身、福島県の出身であり、故郷の一日も早い復興を心より願っている者の一人です。

このささやかな一書が、今も原発事故によって避難生活や不自由な生活を強いられている方々、そして周辺地域の皆様を含めて「日本復興」のため尽力されている皆様に、何らかの「希望」と「勇気」を持っていただく一助となりますことを、心より願ってやみません。

幸福実現党出版局長　矢内筆勝

天才小学生 幸ちゃん劇場

放射能を知ろうの巻

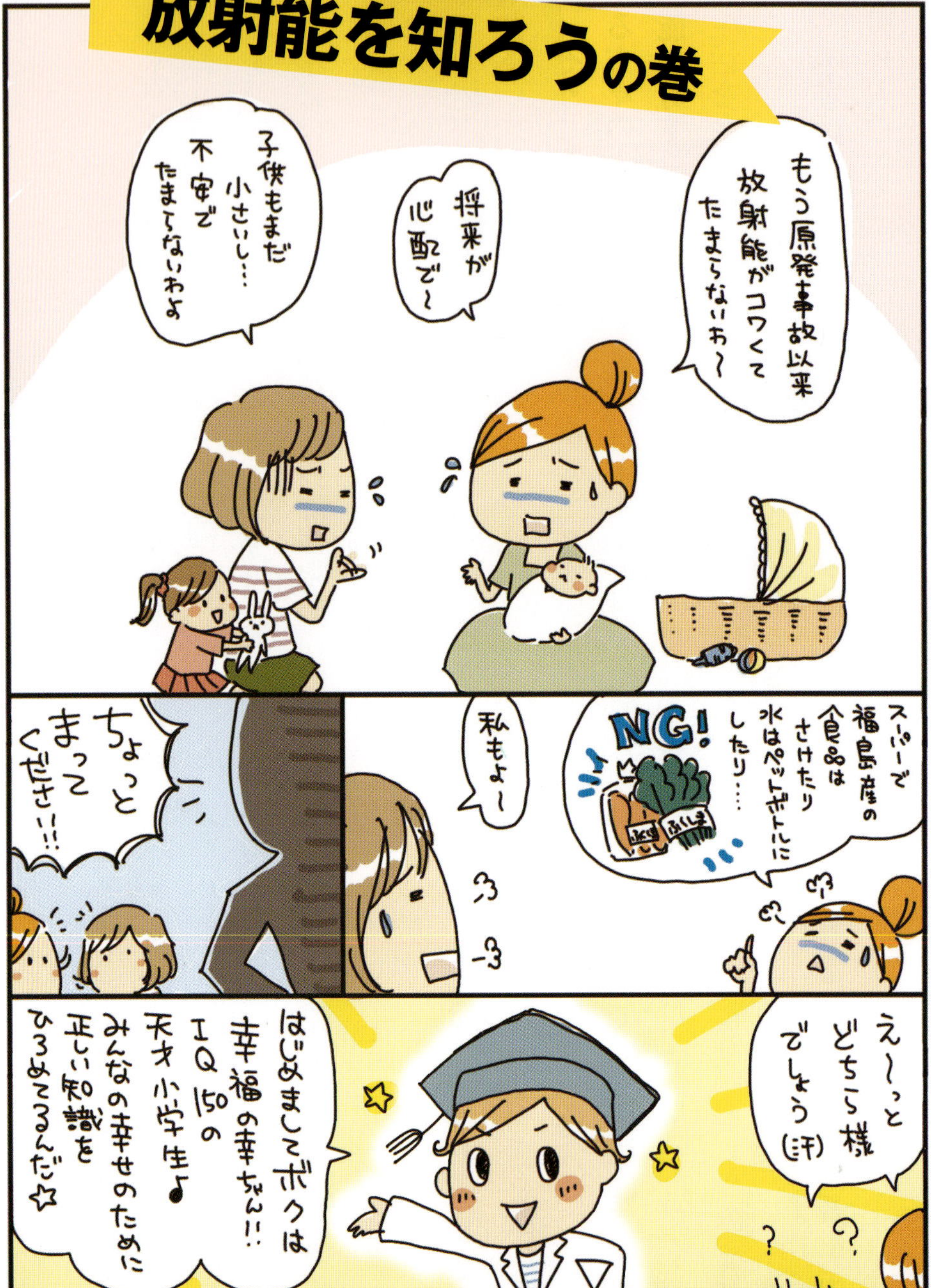

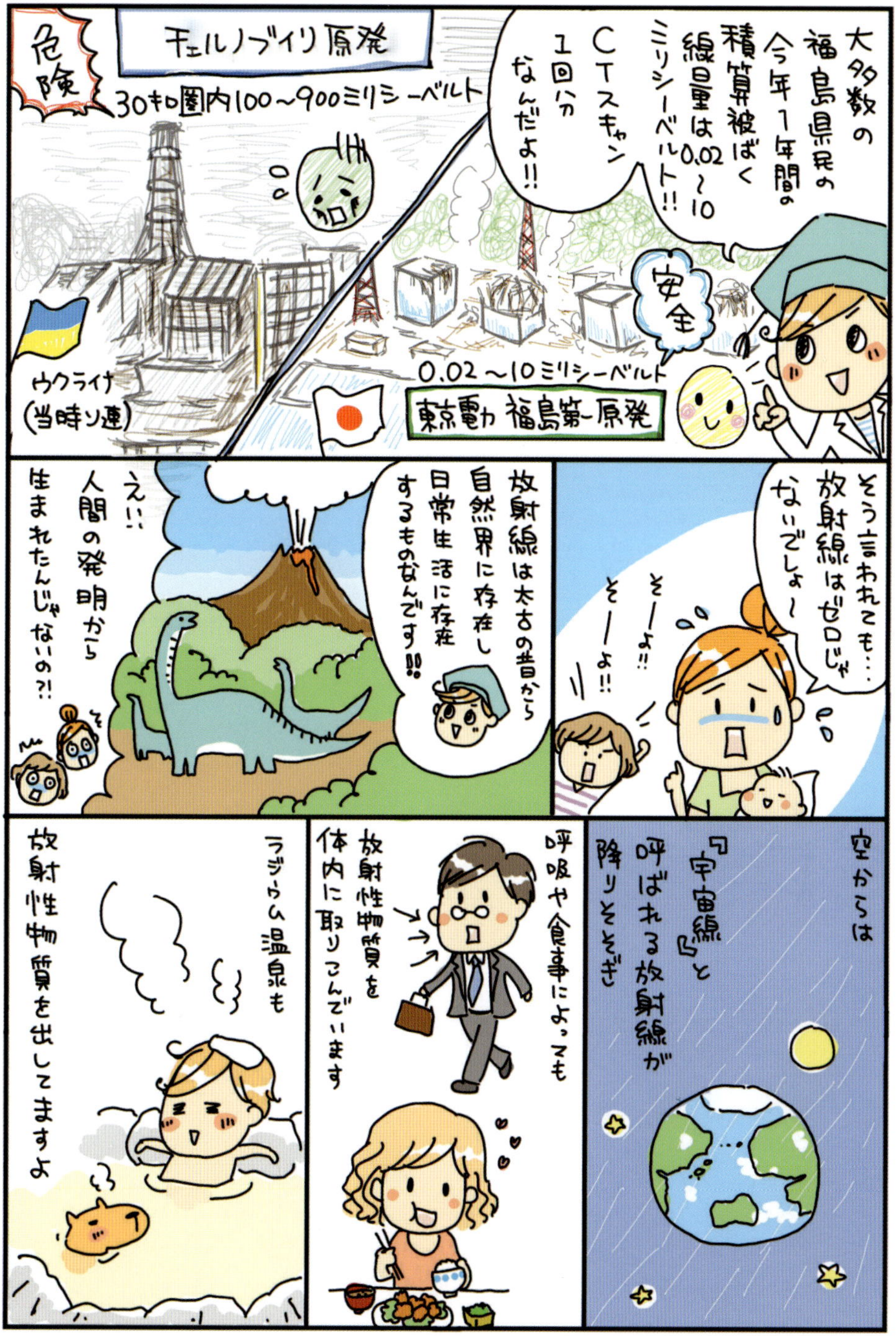
大多数の福島県民の今年1年間の積算被ばく線量は0.02〜10ミリシーベルト!!
CTスキャン1回分なんだよ!!
安全
0.02〜10ミリシーベルト
東京電力 福島第一原発
チェルノブイリ原発
危険
30キロ圏内100〜900ミリシーベルト
ウクライナ（当時ソ連）
そう言われても…放射線はゼロじゃないでしょ〜
そーよ!!
そーよ!!
放射線は太古の昔から自然界に存在し日常生活に存在するものなんです!!
え!! 人間の発明から生まれたんじゃないの?!
空からは『宇宙線』と呼ばれる放射線が降りそそぎ
呼吸や食事によっても放射性物質を体内に取りこんでいます
ラジウム温泉も放射性物質を出してますよ

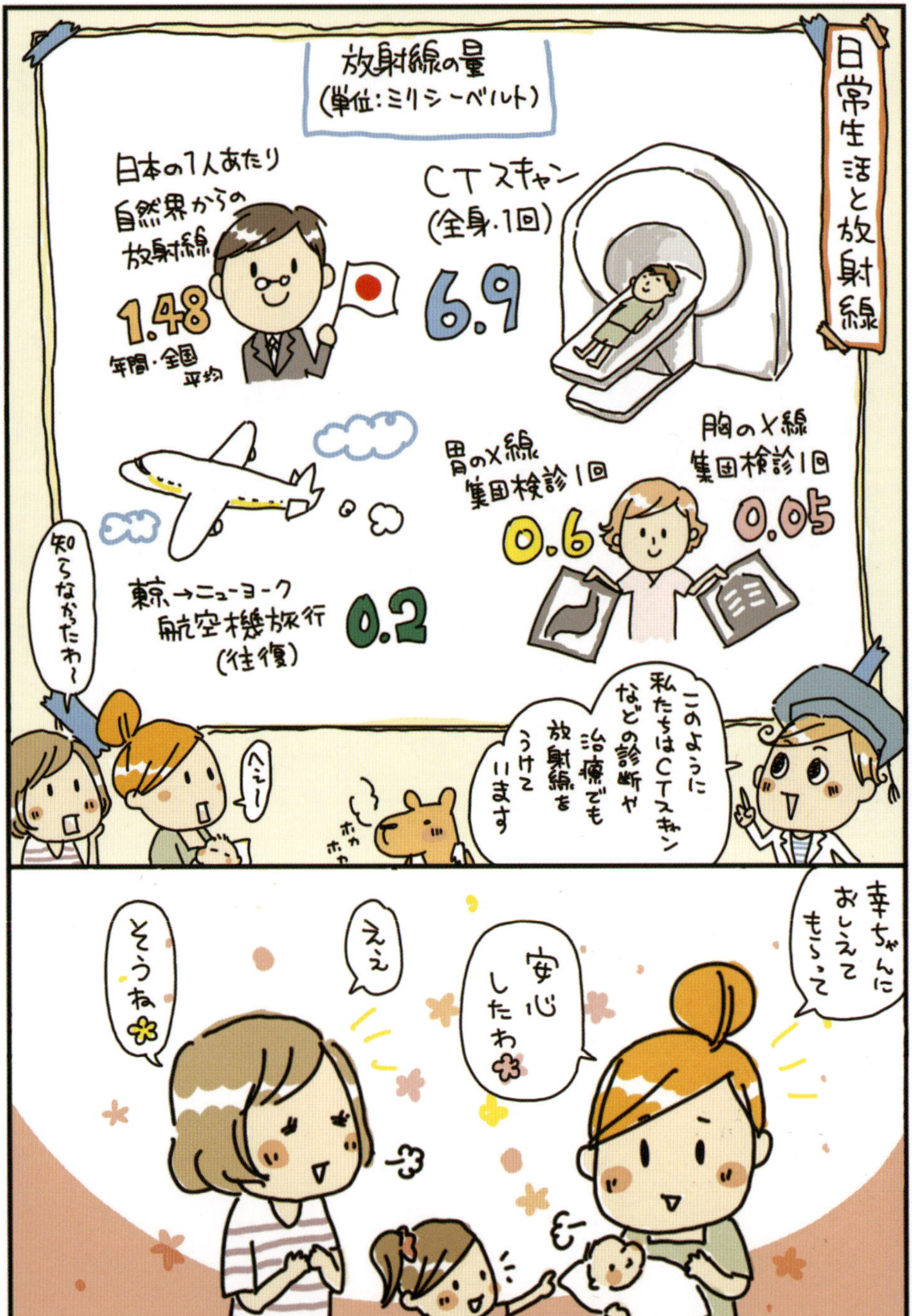

●怖がることはないと教えてくれた幸ちゃんでした。

01

風評にまどわされないで！日常生活と放射能

原発事故発生から、雑誌やテレビ、インターネットなどで、放射能に関するさまざまな情報が発信されています。危険であることを誇張するような表現も少なくありません。放射能への過度な恐怖心を持たないためにも、正しい知識を持ち、風評にまどわされない判断をしていきましょう。

太古から人類は放射線と共存してきた

放射線は原子力技術の発明から生まれたものではありません。太古の昔から自然界に存在しています。

大地にはウランやラジウムなど、多くの放射性物質が含まれています。また、空からは宇宙線と呼ばれる放射線が降り注いでいます。

空気や食物にも「自然の放射性物質」が含まれているため、人は呼吸や食事によって体内に放射性物質を取り込んでいます。病気治癒にはラジウム温泉で、適度な放射線を吸引することが効果的とされることもあります。

ほかにもＣＴスキャン断層撮影や放射線照射治療など、「人工の放射線」は健康診断や病気治療にも使われています。

1年間で人が受ける自然放射線

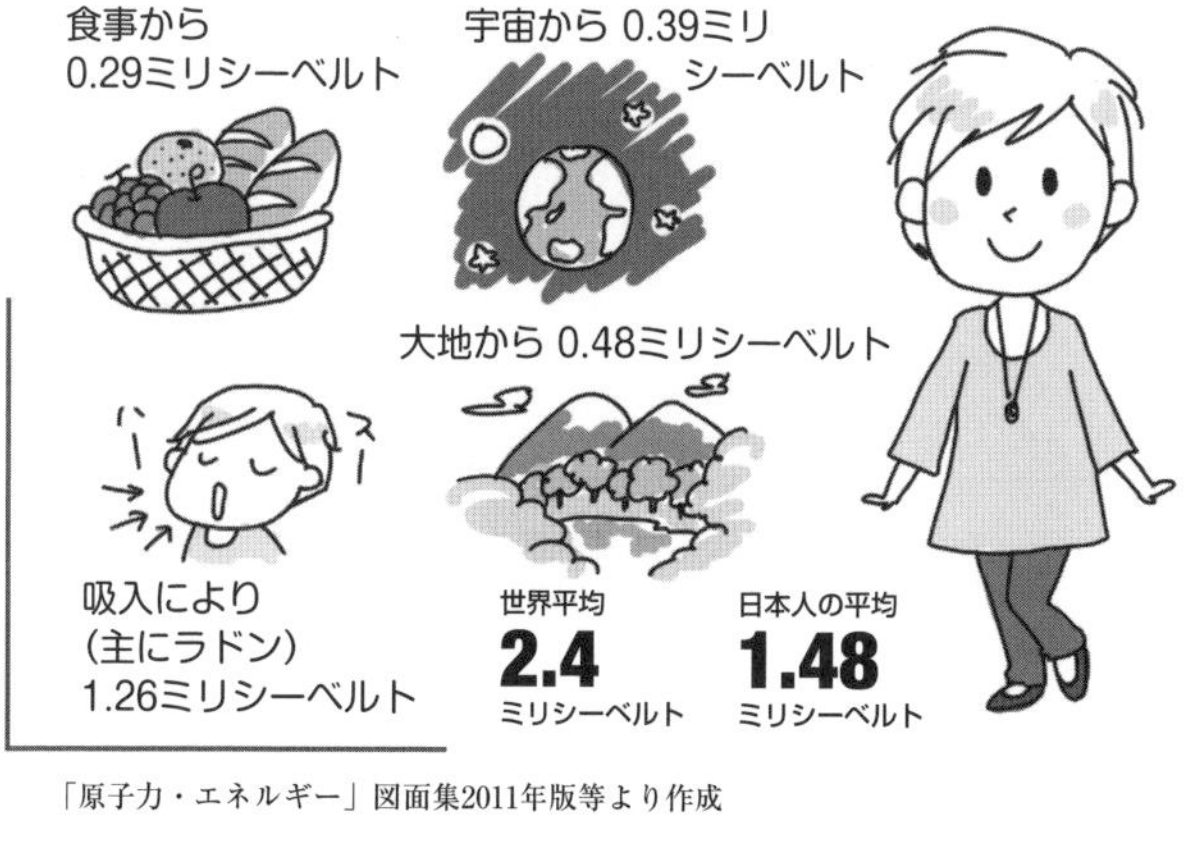

「原子力・エネルギー」図面集2011年版等より作成

必要以上に怖がらない風評にまどわされない

放射能漏れ事故は起こってはならないことです。けれども、必要以上に放射能を恐れることはありません。一部のマスコミが放射能への恐怖心をあおったために、福島県の農畜産物や水産物などを、買わない人が増えています。

また観光地では宿泊のキャンセルが相次いでおり、福島県内の産業は大打撃を受けています。これは「報道被害」にほかなりません。

前首相の菅直人氏は、「脱原発」を打ち出して、原子力のリスクばかりを強調しました。しかし国家のエネルギー選択には冷静な判断が必要です。

東北復興、日本再建のためにも、政治家やマスコミ主導の誤った「風評」にまどわされてはなりません。

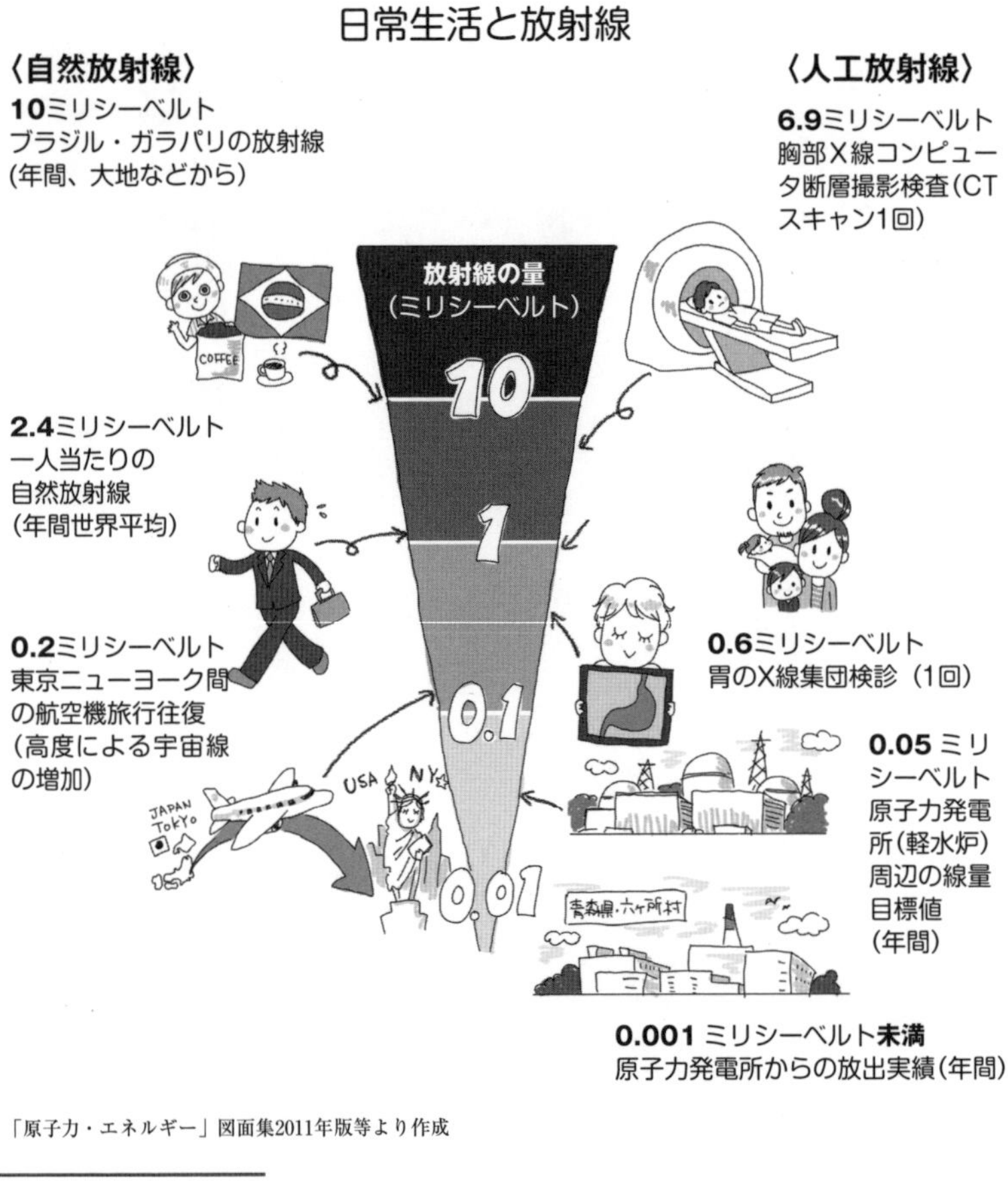
日常生活と放射線
〈自然放射線〉
10ミリシーベルト
ブラジル・ガラパリの放射線
(年間、大地などから)
〈人工放射線〉
6.9ミリシーベルト
胸部X線コンピュータ断層撮影検査(CTスキャン1回)
放射線の量
(ミリシーベルト)
10
1
0.1
0.01
COFFEE
2.4ミリシーベルト
一人当たりの
自然放射線
(年間世界平均)
0.6ミリシーベルト
胃のX線集団検診（1回)
0.2ミリシーベルト
東京ニューヨーク間
の航空機旅行往復
(高度による宇宙線
の増加)
JAPAN TOKYO
USA
NY
0.05 ミリシーベルト
原子力発電所(軽水炉)周辺の線量目標値
(年間)
青森県・六ヶ所村
0.001 ミリシーベルト未満
原子力発電所からの放出実績(年間)

「原子力・エネルギー」図面集2011年版等より作成

福島県はCTスキャン1回分健康被害の心配はない

放射能で心配されるのは発がんリスクですが、大多数の福島県民の今年1年間の積算被ばく線量は0・02〜10ミリシーベルトで、CTスキャン1回分に相当する放射線量。つまり健康被害が出ない量だといえるのです。

世界には、現在の福島県よりも高い線量を日常的に浴びている地域もあります。例えばインドのケーララ州では、年間1・8〜35ミリシーベルトの自然放射線を浴びています。しかし、そこに住む人のがん死亡リスクは、低線量地域と比較しても差がないのです。(38ページ図1参照)

一方、チェルノブイリでは原発事故現場30キロ圏内が年間100〜900ミリシーベルトといわれています。比較してみると、福島はチェルノブイリよりも、はるかに低い放射線量です。

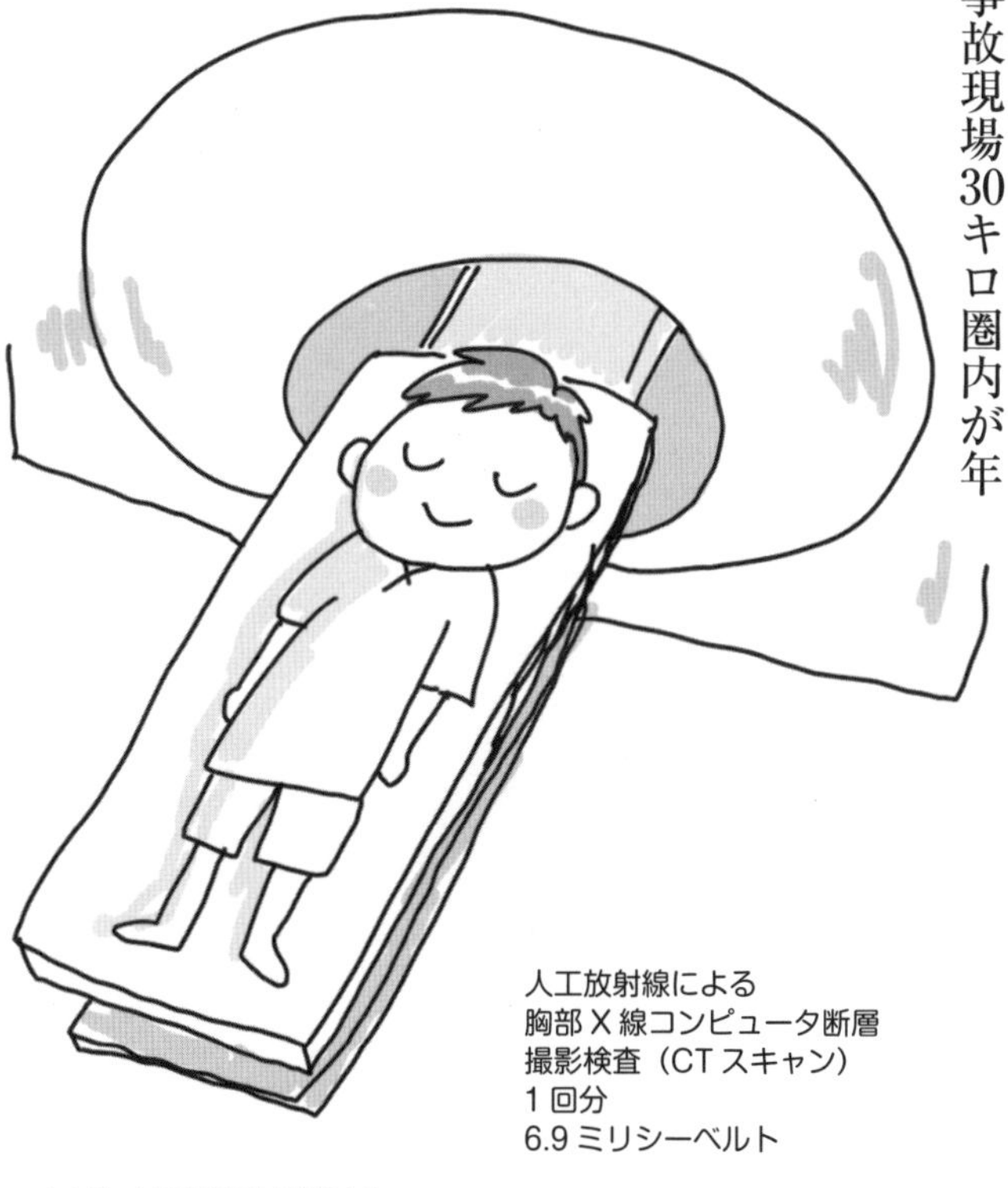

人工放射線による
胸部X線コンピュータ断層
撮影検査(CTスキャン)
1回分
6.9ミリシーベルト

「原子力・エネルギー」図面集2011年版等より

放射線のリスクより喫煙や飲酒が危険！

国立ガン研究センターが「がんのリスクの大きさ（何倍程度大きいか）」という調査結果を発表しました。

被ばく線量が５００〜１０００ミリシーベルトでの発がんリスクは１・４倍。被ばくした人はしなかった人より、１・４倍がんになりやすいということです。これは福島原発の作業員の緊急時累計線量の限度２５０ミリシーベルトの２〜４倍になります。

けれども、それ以上にリスクが高いのは喫煙や飲酒です。タバコを吸う人は吸わない人より１・６倍がんになりやすく、毎日、大量飲酒（日本酒３合、あるいはビール大瓶３本）している人も同様に１・６倍です。

一方で、低線量の被ばくはかえって健康によいという「ホルミシス効果」も報告されています。

つまり、放射線量と発がんの関係について正しく理解して、過剰に恐怖を持たないことが大切なのです。

がんのリスク〜生活習慣病の図表

（　）は倍率

●広島・長崎被ばく者の40年間の追跡調査より

リスク倍率	被ばく量とリスク	生活習慣とリスク
10〜		
2.5〜		
1.5〜	1000〜2000ミリシーベルト(1.8)	喫煙者、大量飲酒週450g以上(1.6)
1.3〜	500〜1000ミリシーベルト(1.4)	喫煙者、大量飲酒週300g以上(1.4)
1.1〜	200〜500ミリシーベルト(1.19)	肥満（1.22)、やせ（1.29)、運動不足（1.15)、高塩分食（1.11)
1.0〜	100〜200ミリシーベルト(1.08)	野菜不足（1.06)、受動喫煙〈タバコを吸わない女性〉(1.02)

●チェルノブイリ18歳以下の被ばく者の10年〜15年後

リスク倍率	被ばく量とリスク	生活習慣とリスク
10〜		C型肝炎感染者（肝臓36)、ピロリ菌感染者（胃10)
2.5〜	650〜1240ミリシーベルト(甲状腺4.0)	喫煙者(肺4.2)、大量飲酒週300g以上（食道4.6)
1.5〜	150〜290ミリシーベルト(甲状腺2.1)	毎日の高塩分食（胃2.5)、運動不足（結腸〈男性〉1.7)、肥満（大腸1.5)
1.3〜	50〜140ミリシーベルト(甲状腺1.4)	受動喫煙〈タバコを吸わない女性〉(肺1.3)
1.1〜		肥満（1.22)、やせ（1.29)、運動不足（1.15)、高塩分食（1.11)
1.0〜		野菜不足（1.02)、受動喫煙〈タバコを吸わない女性〉(1.02)

「週刊東洋経済」2011年6月18日号を参考に作成

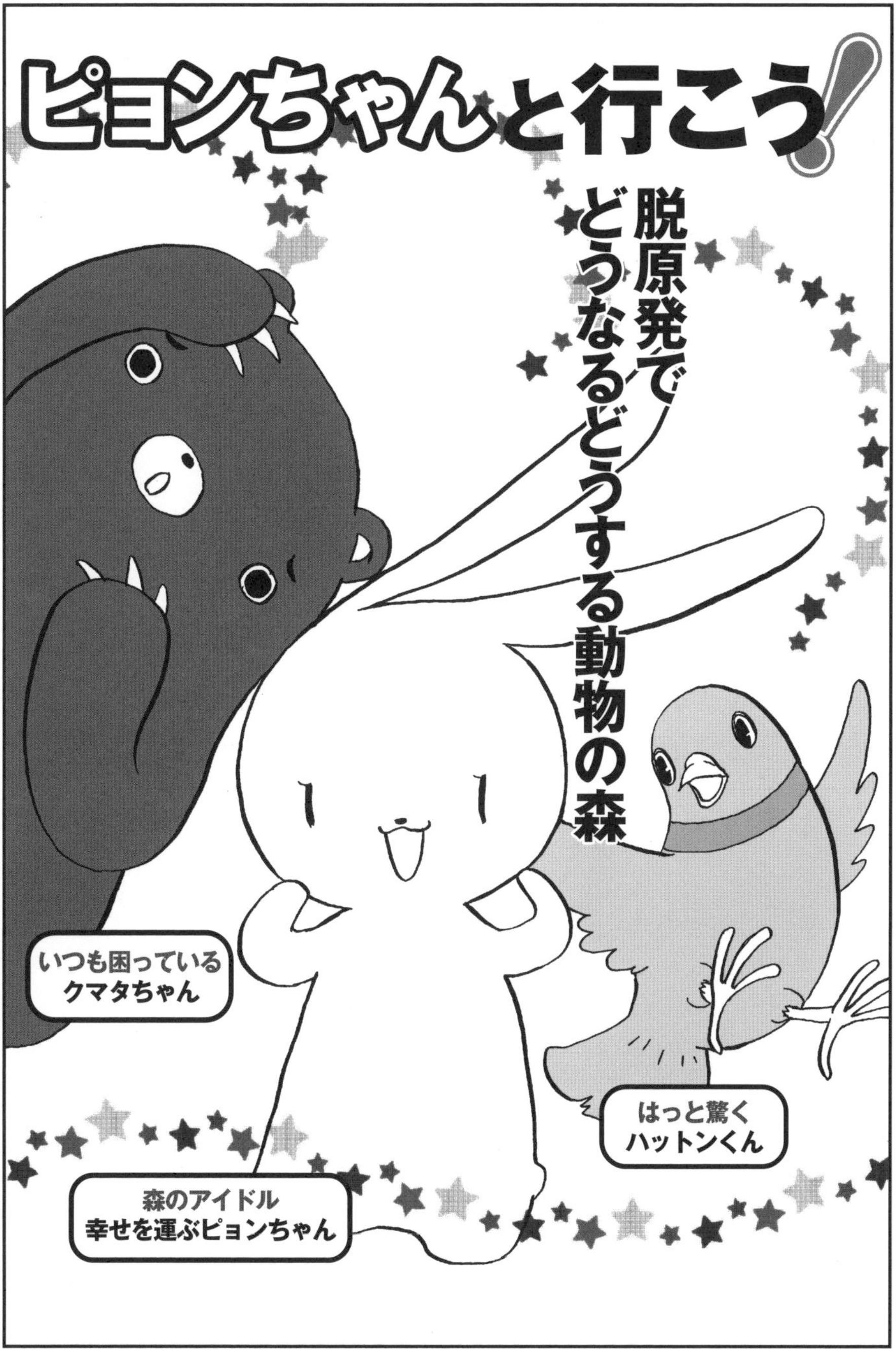
ピョンちゃんと行こう!
脱原発でどうなるどうする動物の森
いつも困っている
クマタちゃん
はっと驚く
ハットンくん
森のアイドル
幸せを運ぶピョンちゃん

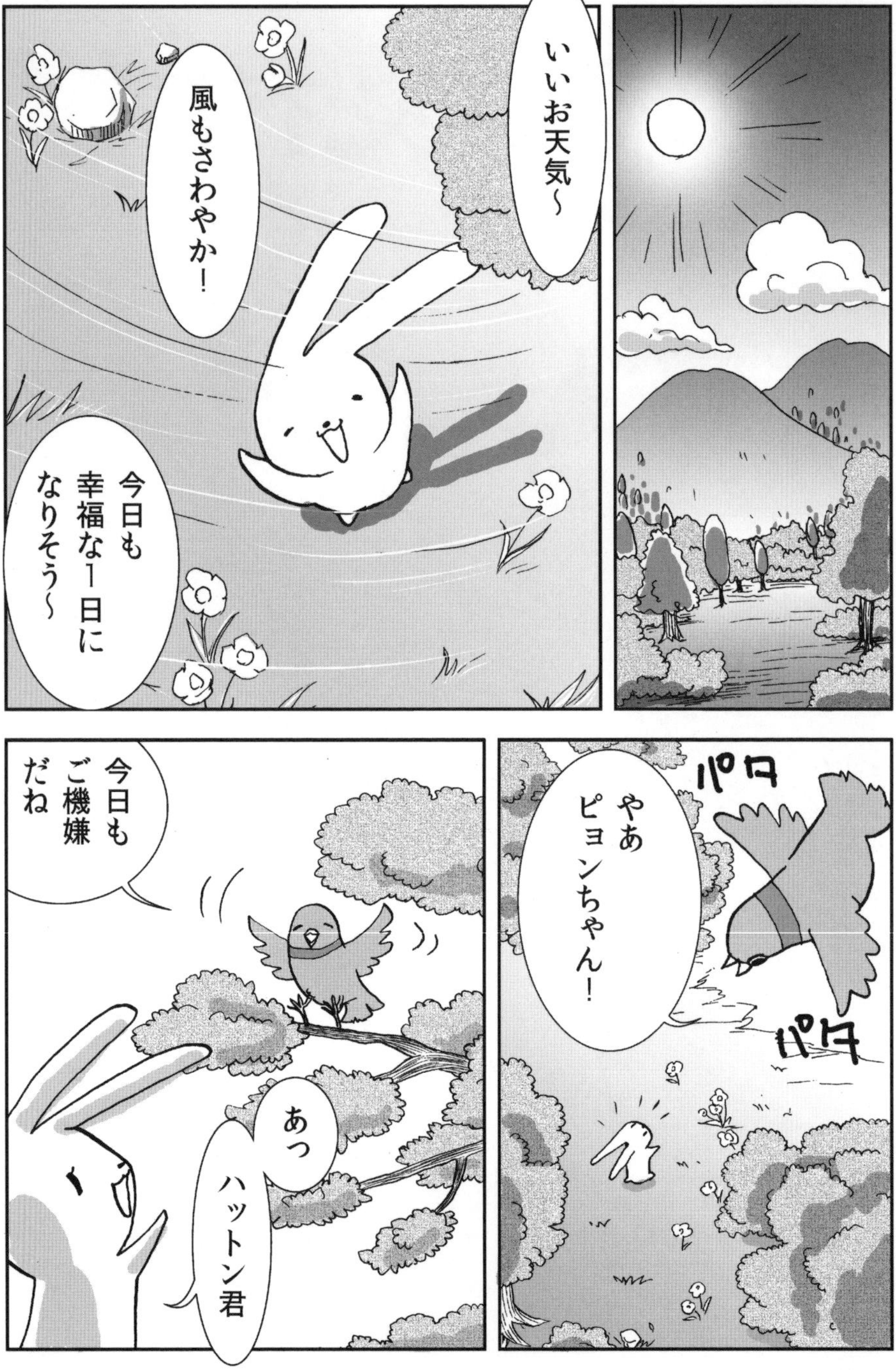
いいお天気～
風もさわやか!
今日も幸福な1日になりそう～
パタ
やあ ピョンちゃん!
パタ
あっ
ハットン君
今日もご機嫌だね

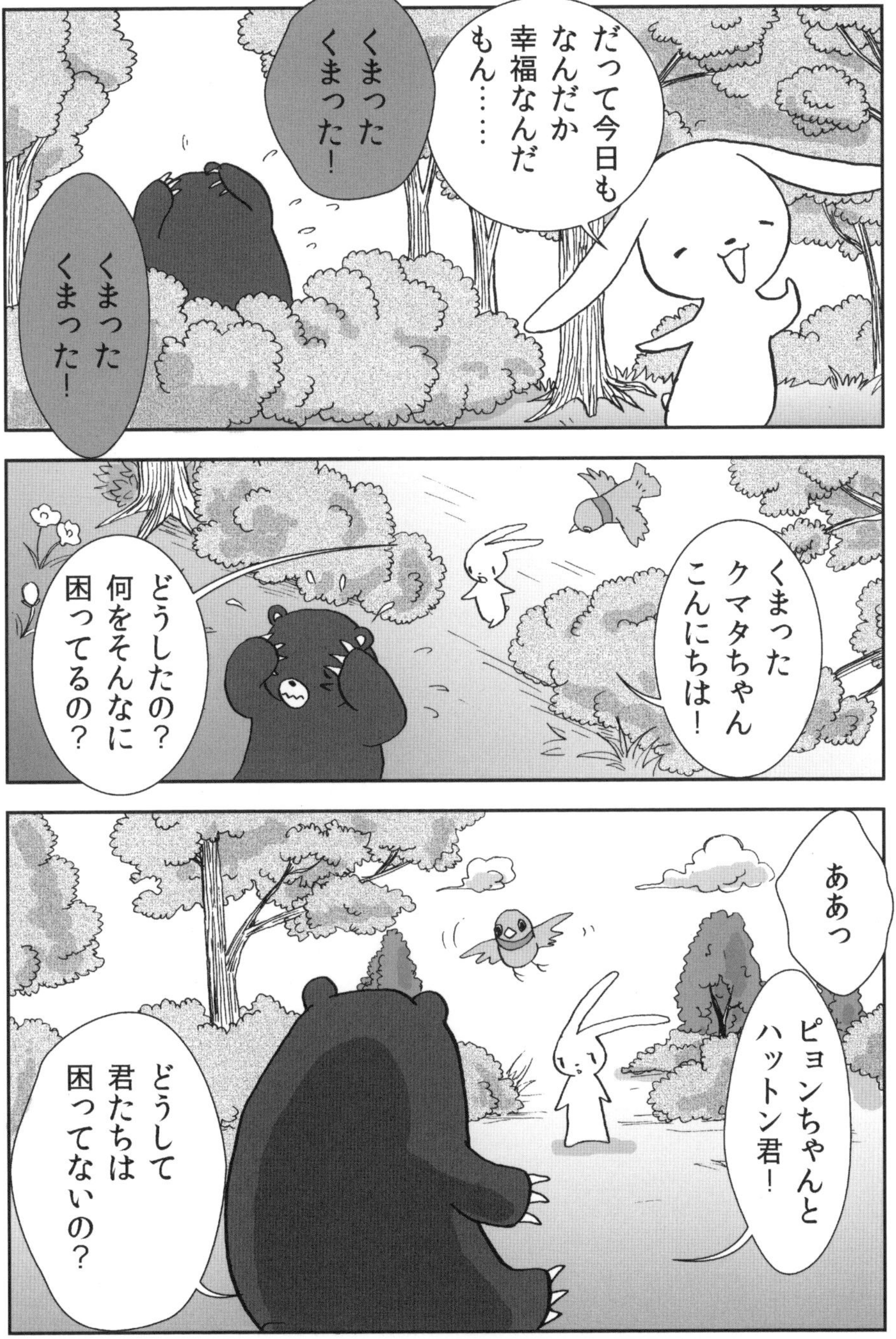
だって今日もなんだか幸福なんだもん……
くまったくまった!
くまったくまった!
くまったクマタちゃんこんにちは!
どうしたの?何をそんなに困ってるの?
ああっ
ピョンちゃんとハットン君!
どうして君たちは困ってないの?

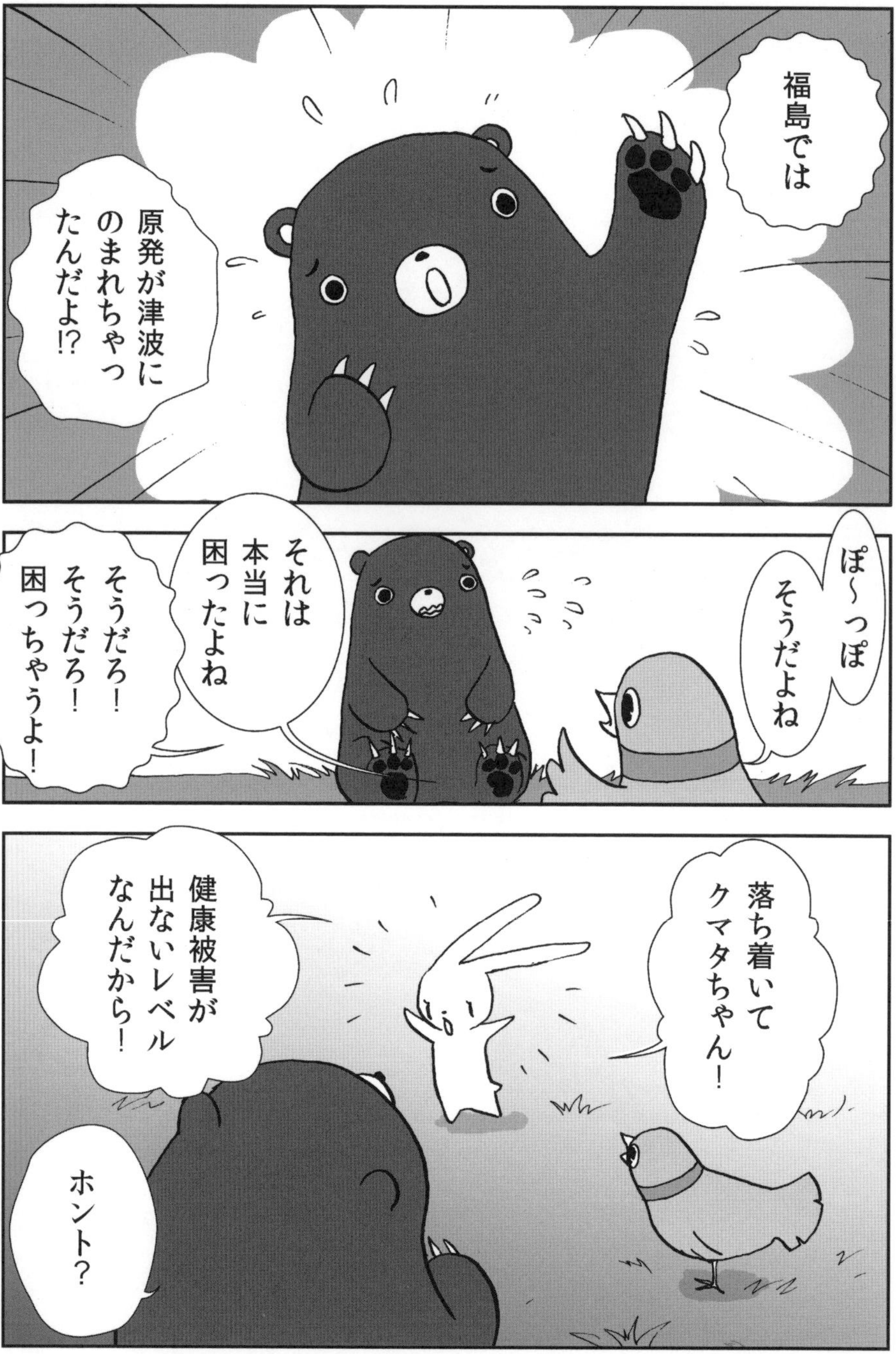
福島では
原発が津波にのまれちゃったんだよ!?
ぽ～っぽ そうだよね
それは本当に困ったよね
そうだろ! そうだろ! 困っちゃうよ!
落ち着いてクマタちゃん!
健康被害が出ないレベルなんだから!
ホント?

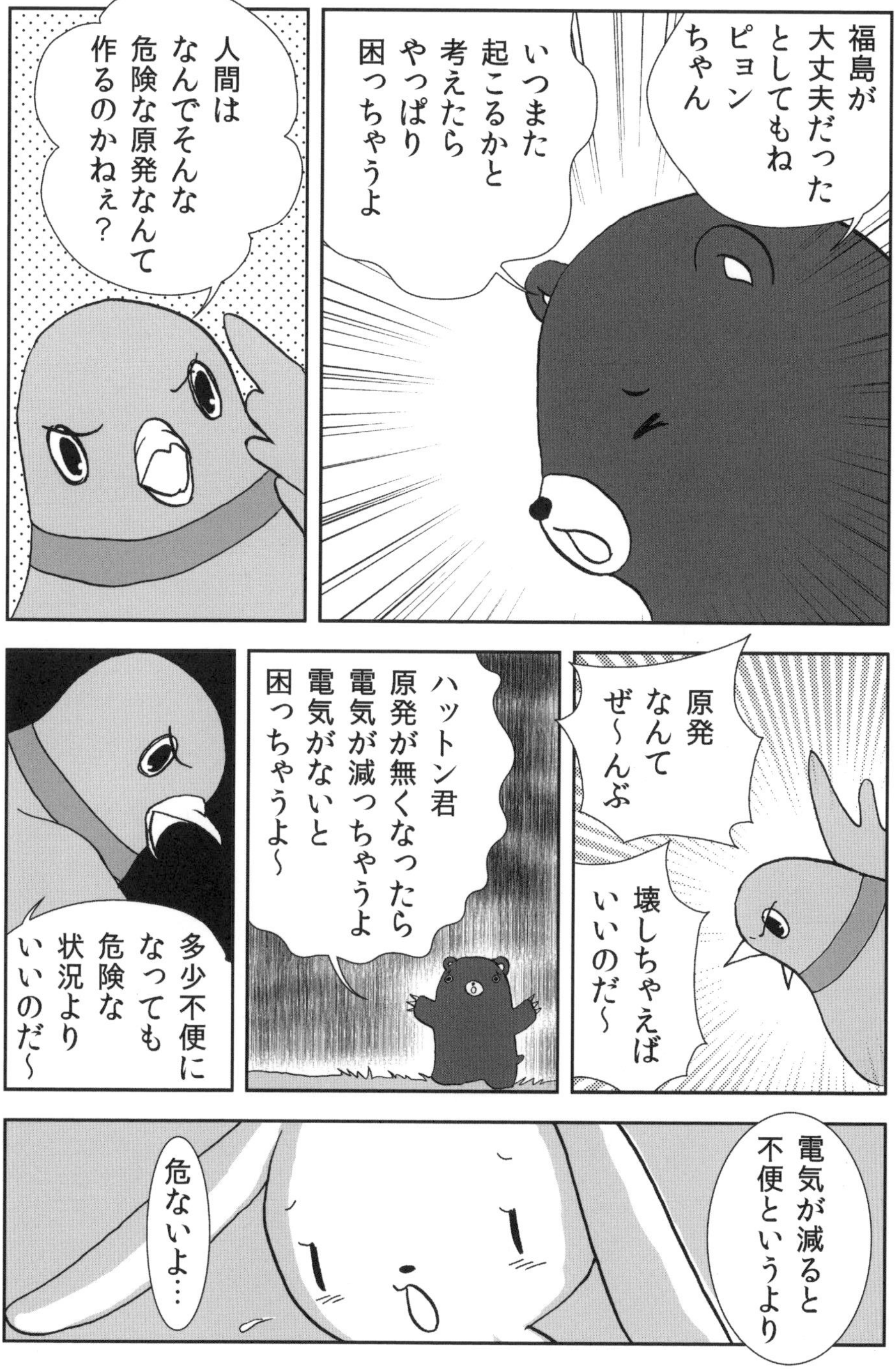
福島が大丈夫だったとしてもねピョンちゃん
いつまた起こるかと考えたらやっぱり困っちゃうよ
人間はなんでそんな危険な原発なんて作るのかねぇ？
原発なんてぜ～んぶ
壊しちゃえばいいのだ～
ハットン君原発が無くなったら電気が減っちゃうよ電気がないと困っちゃうよ～
多少不便になっても危険な状況よりいいのだ～
電気が減ると不便というより
危ないよ…

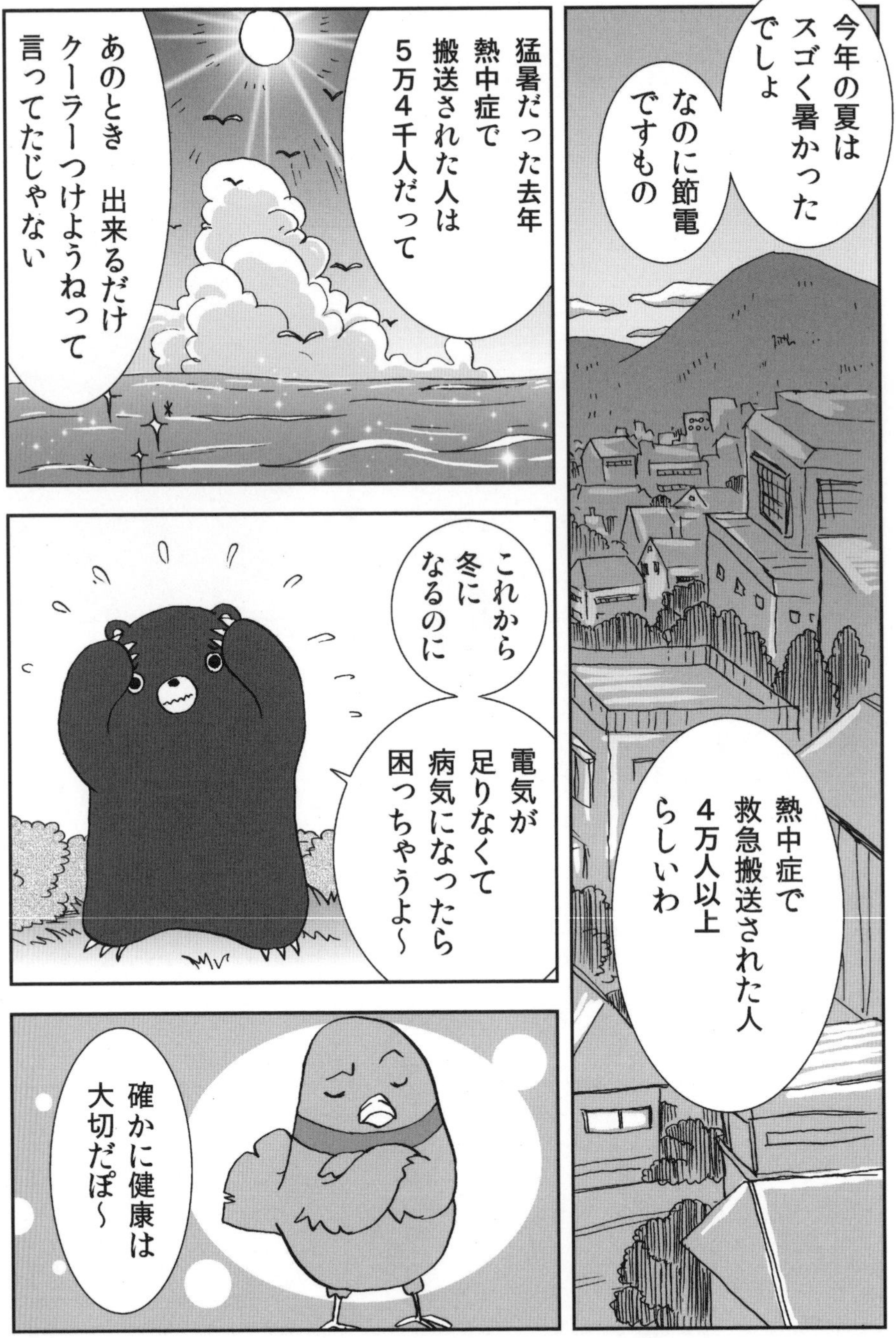
今年の夏はスゴく暑かったでしょ
なのに節電ですもの
熱中症で救急搬送された人4万人以上らしいわ
猛暑だった去年熱中症で搬送された人は5万4千人だって
あのとき　出来るだけクーラーつけようねって言ってたじゃない
これから冬になるのに
電気が足りなくて病気になったら困っちゃうよ〜
確かに健康は大切だぽ〜

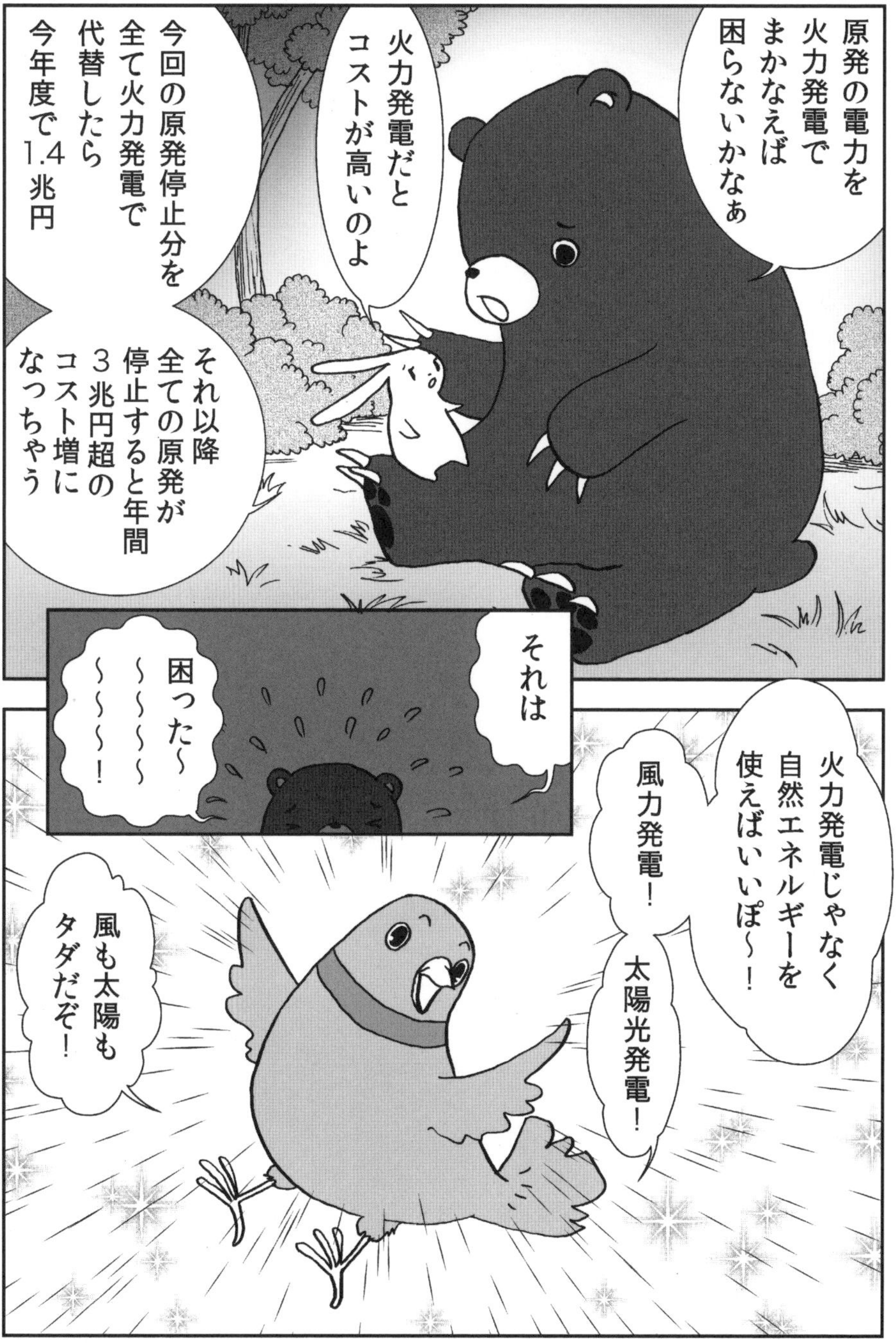
原発の電力を火力発電でまかなえば困らないかなぁ
火力発電だとコストが高いのよ
今回の原発停止分を全て火力発電で代替したら今年度で1.4兆円
それ以降全ての原発が停止すると年間３兆円超のコスト増になっちゃう
それは
困った〜〜〜〜〜〜〜〜〜！
火力発電じゃなく自然エネルギーを使えばいいぽ〜！
風力発電！
太陽光発電！
風も太陽もタダだぞ！

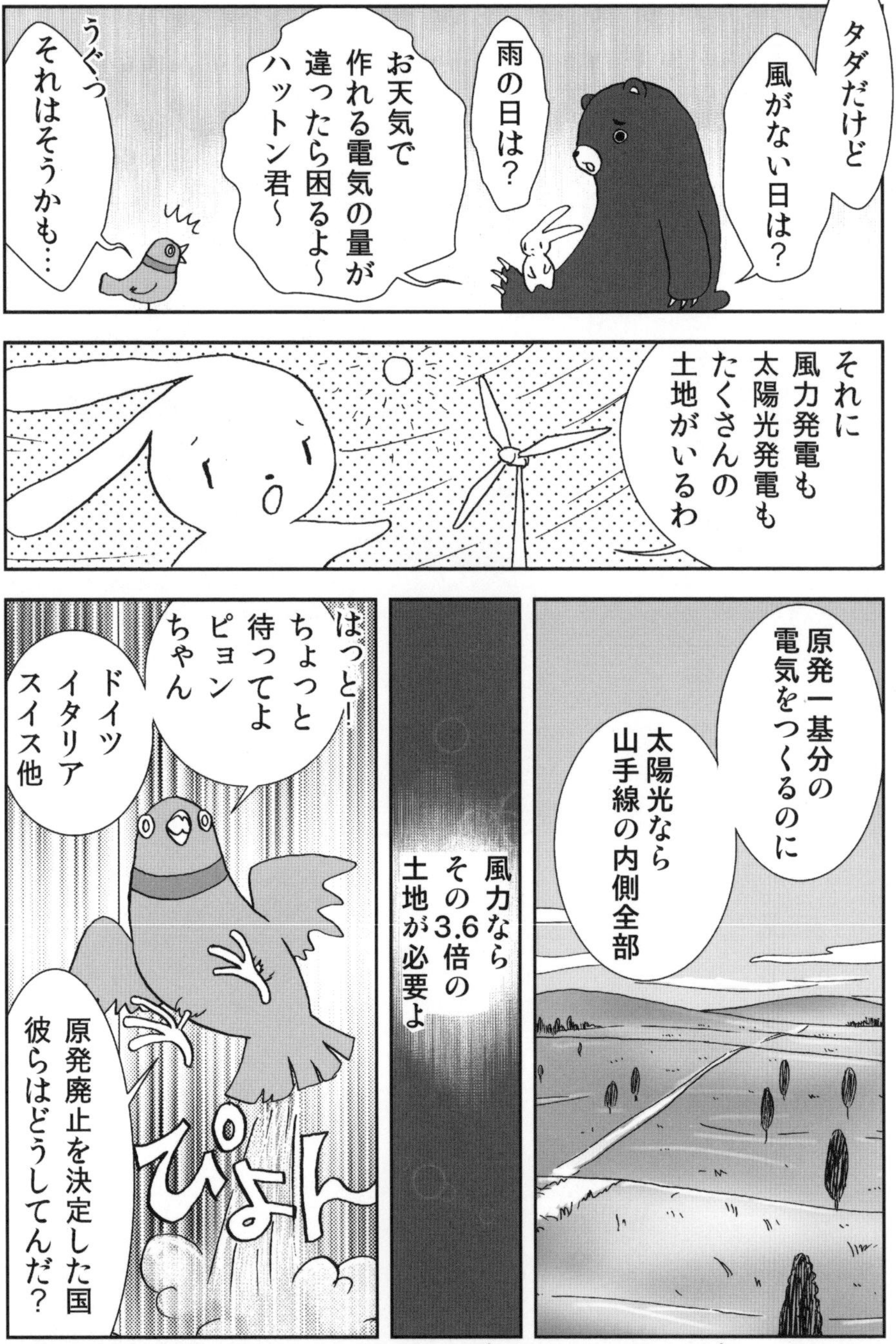

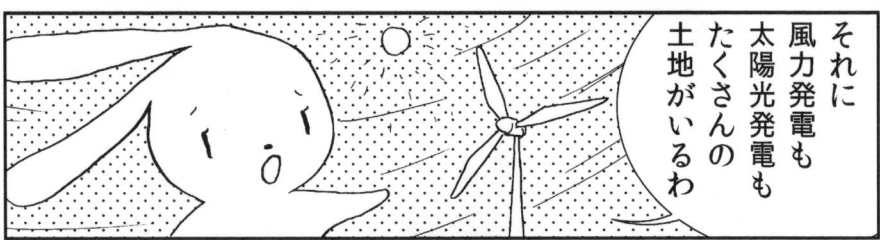

*太陽光と原発には設備利用率で約６倍の開きがあるため（太陽光＝12%、原発＝70%）
これを加味すると、太陽光で原発の電気量を代替するには、山手線面積の約６倍の敷地が必要になります。

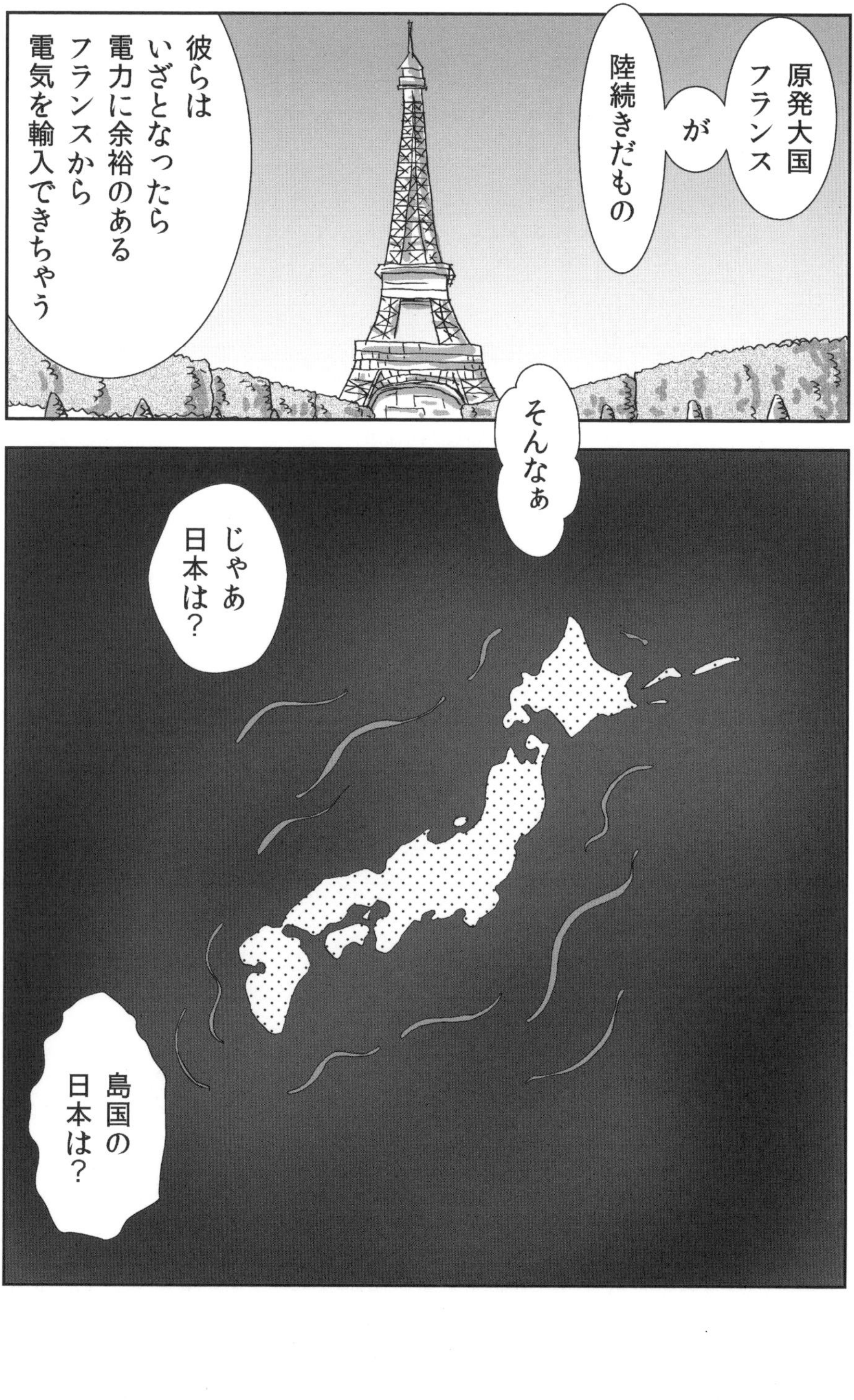
原発大国フランス
が
陸続きだもの
彼らはいざとなったら電力に余裕のあるフランスから電気を輸入できちゃう
そんなぁ
じゃあ日本は?
島国の日本は?

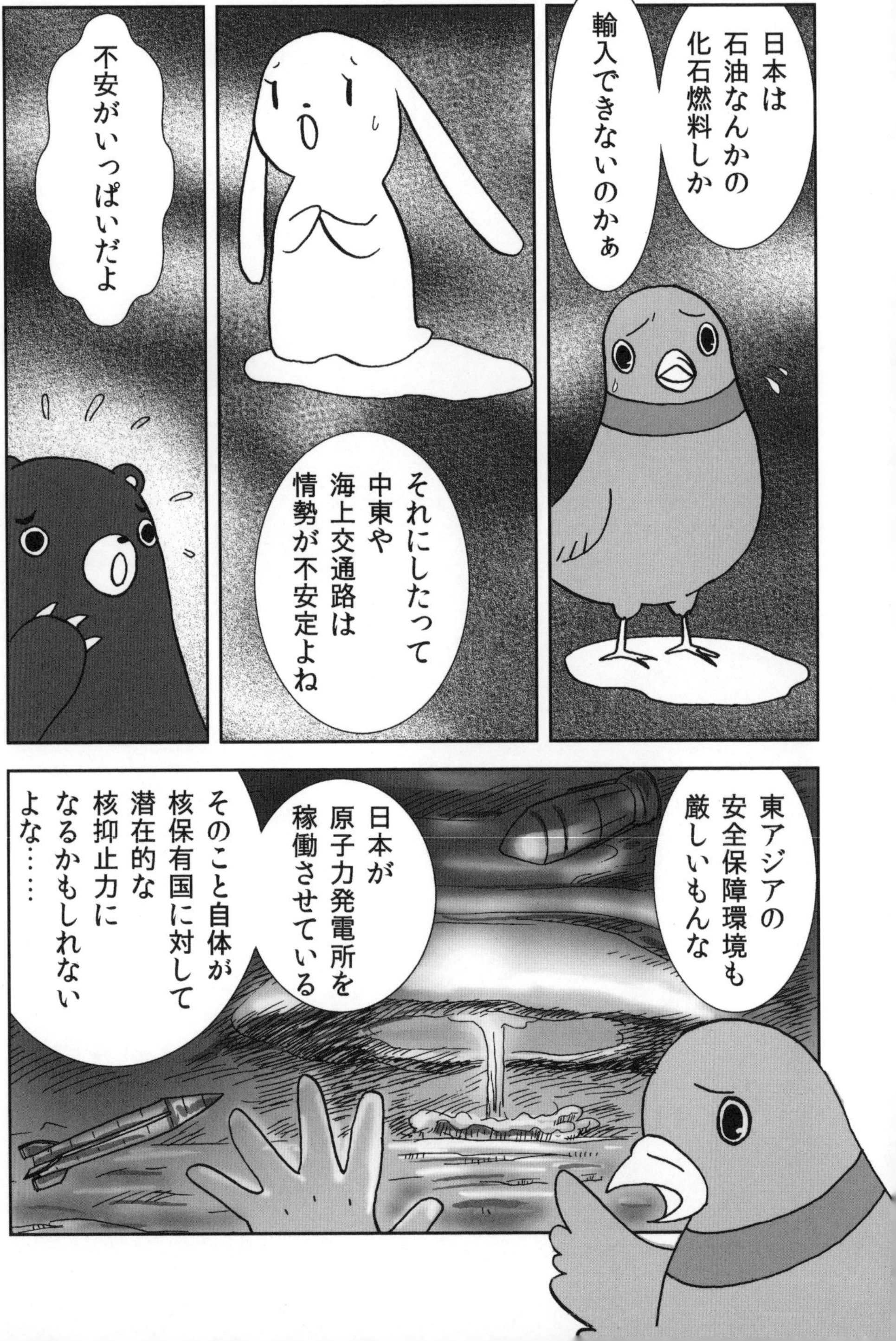
日本は石油なんかの化石燃料しか
輸入できないのかぁ
それにしたって中東や海上交通路は情勢が不安定よね
不安がいっぱいだよ
東アジアの安全保障環境も厳しいもんな
日本が原子力発電所を稼働させている
そのこと自体が核保有国に対して潜在的な核抑止力になるかもしれないよな……

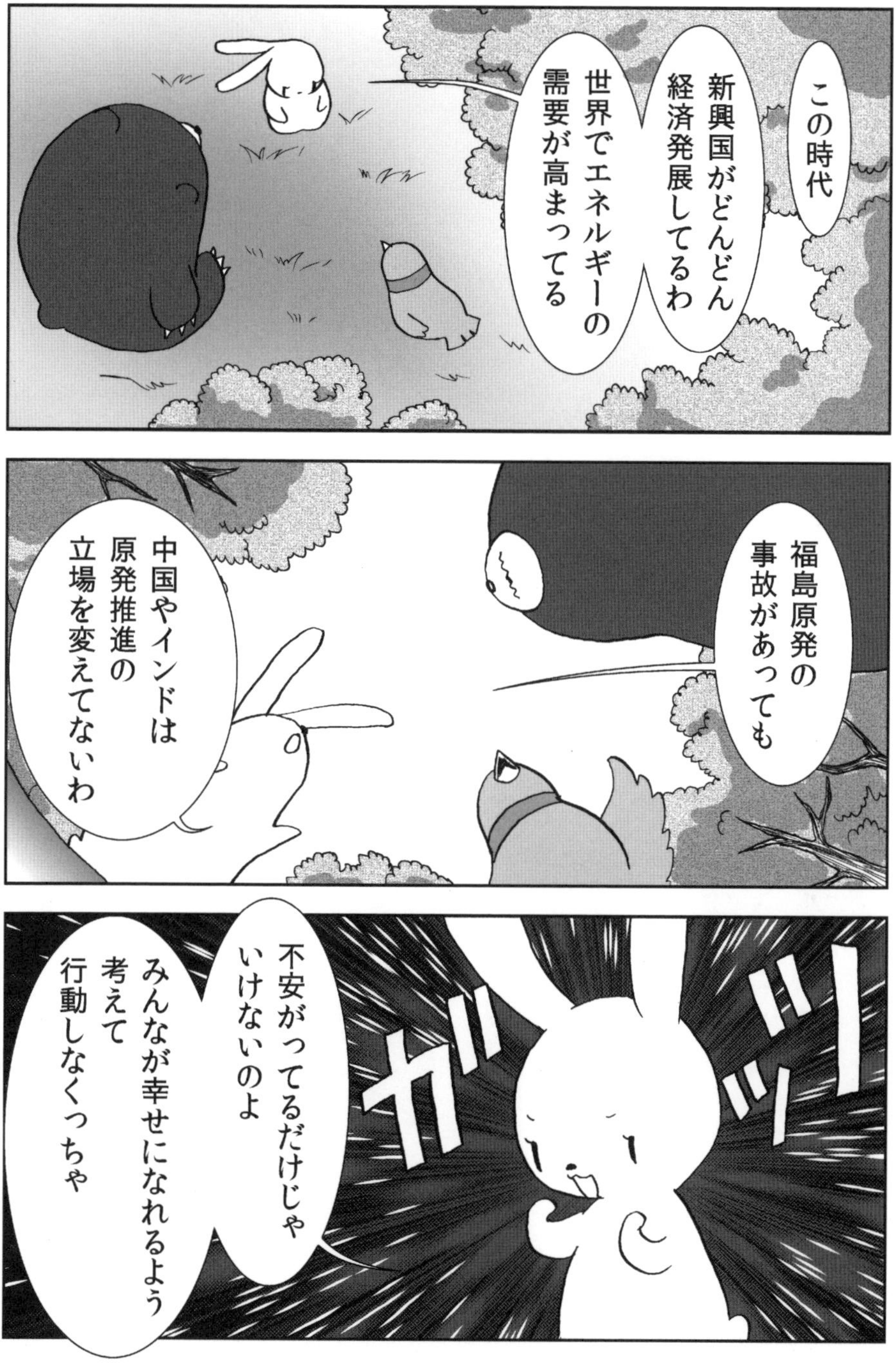
この時代
新興国がどんどん経済発展してるわ
世界でエネルギーの需要が高まってる
福島原発の事故があっても
中国やインドは原発推進の立場を変えてないわ
不安がってるだけじゃいけないのよ
みんなが幸せになれるよう考えて行動しなくっちゃ

●世界一安全な原子力発電所をつくって世界に安心を広げよう。

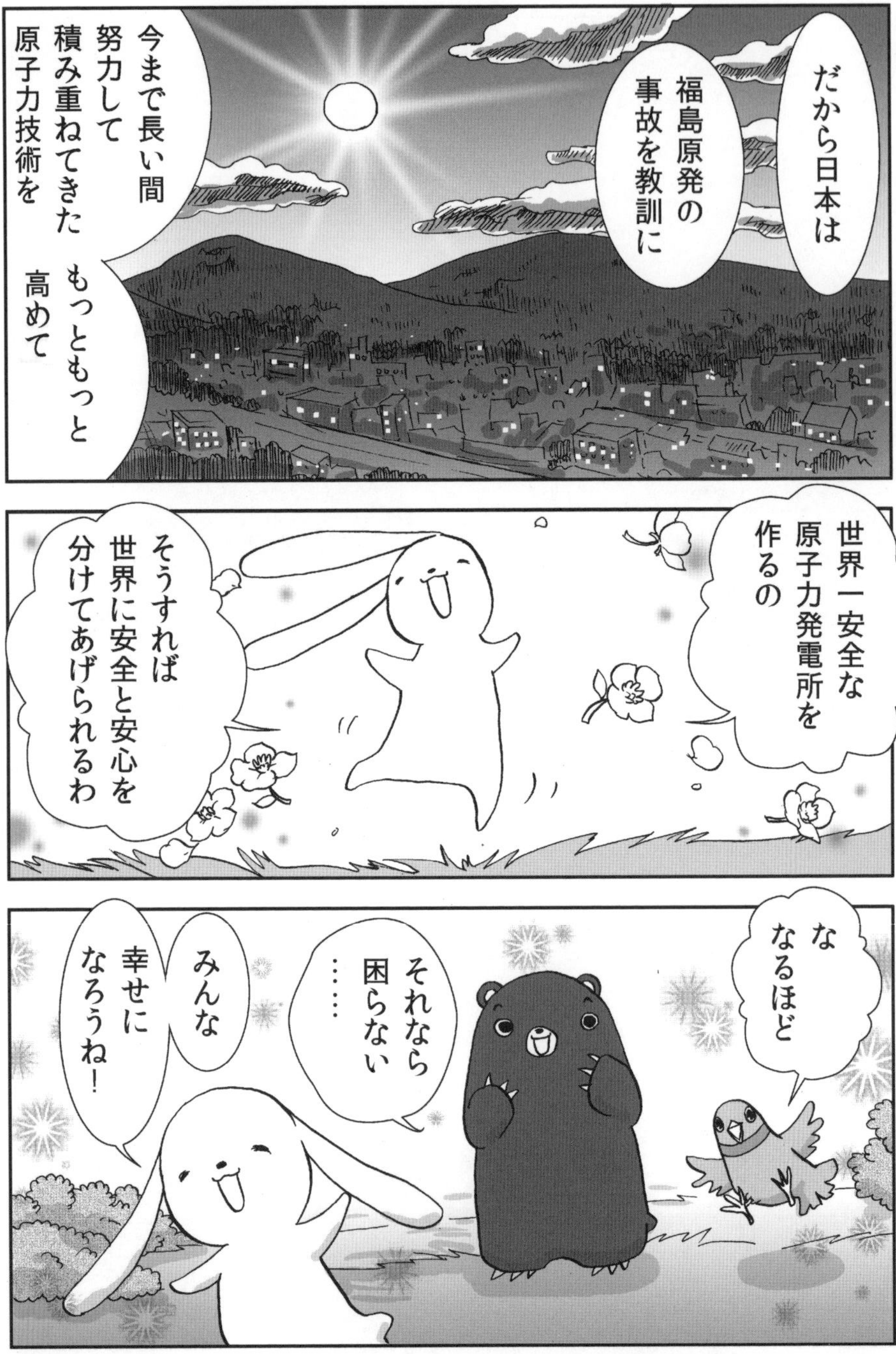
だから日本は
福島原発の事故を教訓に
今まで長い間努力して積み重ねてきた原子力技術を もっともっと高めて
世界一安全な原子力発電所を作るの
そうすれば世界に安全と安心を分けてあげられるわ
な なるほど
それなら困らない……
みんな幸せになろうね！

02 脱原発で日本はどうなるの？

福島原発の事故で、「脱原発」議論が活発になっています。しかし、そんなに結論を急いで大丈夫なのでしょうか。国民一人ひとりが冷静になり、理性的に考えてみる必要があるのではないでしょうか。

原発廃止の国々は電力輸入を見込む

太陽光や風力などの自然エネルギーによる発電量は、現時点では全体の１・１％（２０１０年度）にすぎません。

しかも、天候に左右されるため出力が不安定で、自然エネルギーを大量に導入するには、電力系統の安定化のために送電網の拡充や蓄電池の設置をしなければなら

原発大国フランスからの電力輸入

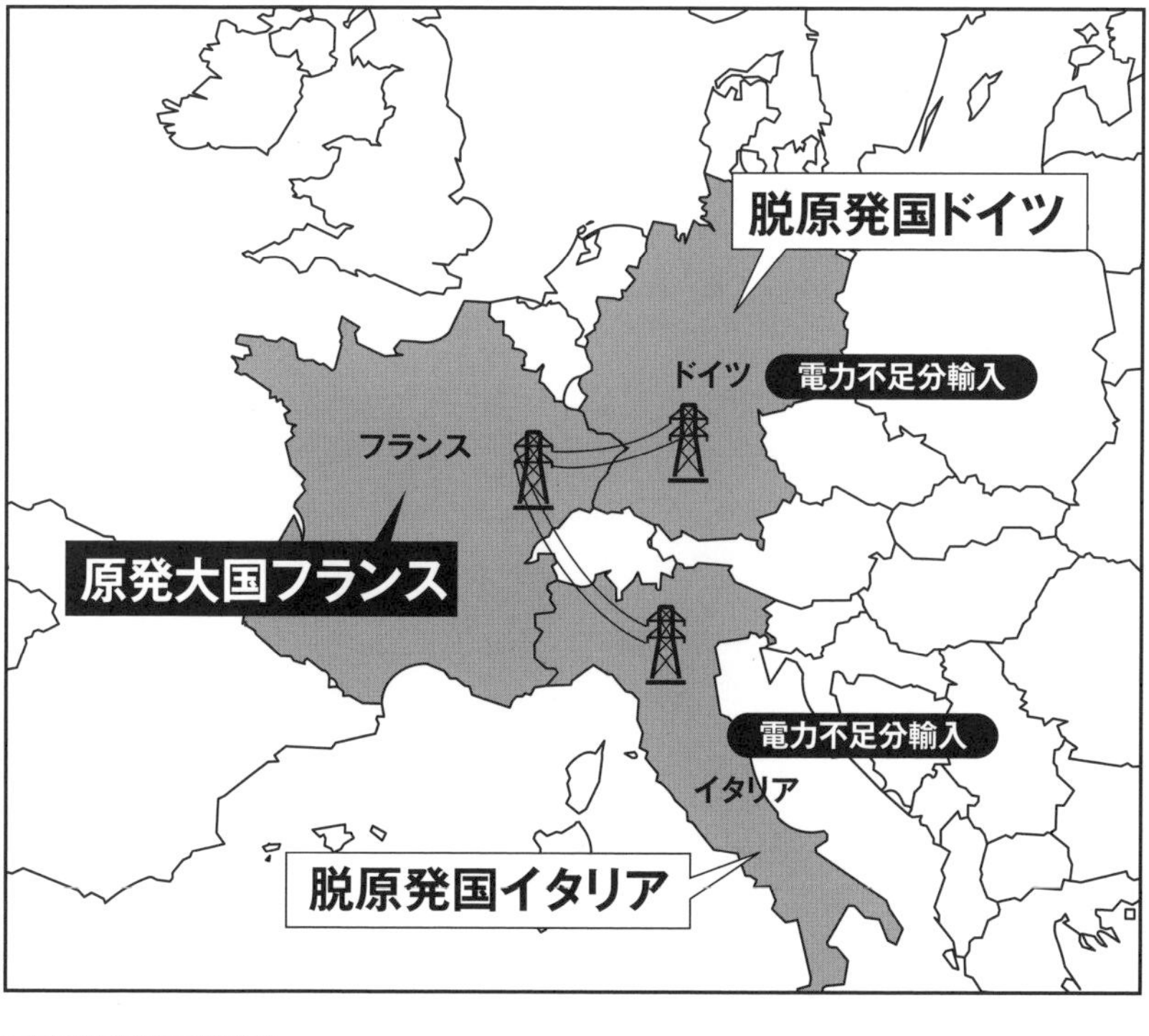

ず、数10～100兆円の設備投資が必要といわれています。

自然エネルギーの開発には広大な土地が必要で、コストが高く、国民や産業界の負担（電気料金）は、さらに増大していくでしょう。しかし、コストをかけても原子力や火力ほどの十分な電気は確保できず、今すぐ基幹エネルギーとするには無理があるのです。

ドイツ、イタリア、スイスは原発廃止の方針を決めましたが、それは「原発大国」フランスからの電力輸入を見込んでいるからです。さらに言えばドイツには豊富な石炭資源もあります。

陸続きの欧州では送電線が国境を越えて接続されているため、電力の融通が広く行われています。欧州全体で見れば、原子力・火力・水力がバランスよく使われており、ドイツが原発を廃止しても、欧州から原発がなくなってしまうわけではありません。日本の「脱原発」とは大きく事情が異なっています。

電力不足の影響で失業者が20万人に

このまま電力不足がつづくと日本の産業界は大打撃を被ります。電力供給不安やコストの上昇で、製造業の海外への移転圧力が高まっています。東北復興にもさらなる悪影響を与えかねません。

もし国内の原発54基すべてが2012年春に停止することになれば、同年の実質GDPが約20兆円失われ、失業者は約20万人増加すると試算されています。（日本エネルギー経済研究所）

事故を教訓として世界一安全な原発を

新興国の経済発展により、世界のエネルギー需要は高まる一方です。本来、日本の原発技術は世界的信頼を獲得してきた最高レベルのものです。

今回の事故でも、地震の揺れによる原子炉の被害はありませんでした。津波による全電源喪失と冷却系機器の破壊が事故の主な原因です。

　これを教訓にして、さらに技術力、安全性を高め、あらゆるアクシデントを想定して、世界一安全な原発を開発、提供していくことこそ、日本の使命ではないでしょうか。

エネルギーの自給率は４％ 原発廃止で化石燃料の輸入が増大！

　日本の一次エネルギー自給率は原子力を除けば４％。極めて低い水準です。原子力をやめると、天然ガス、石炭、石油など化石燃料の輸入による火力発電に依存せざるを得なくなり、中東やシーレーンで軍事緊張が高まれば、エネルギー供給のリスクは増大します。

　なお、日本が原発を稼働させていることは、核保有国に対して潜在的な「核抑止力」にもなっていることが指摘できます。

主要国の一次エネルギー自給率

2008 年、カッコ内は原子力を国産とした場合

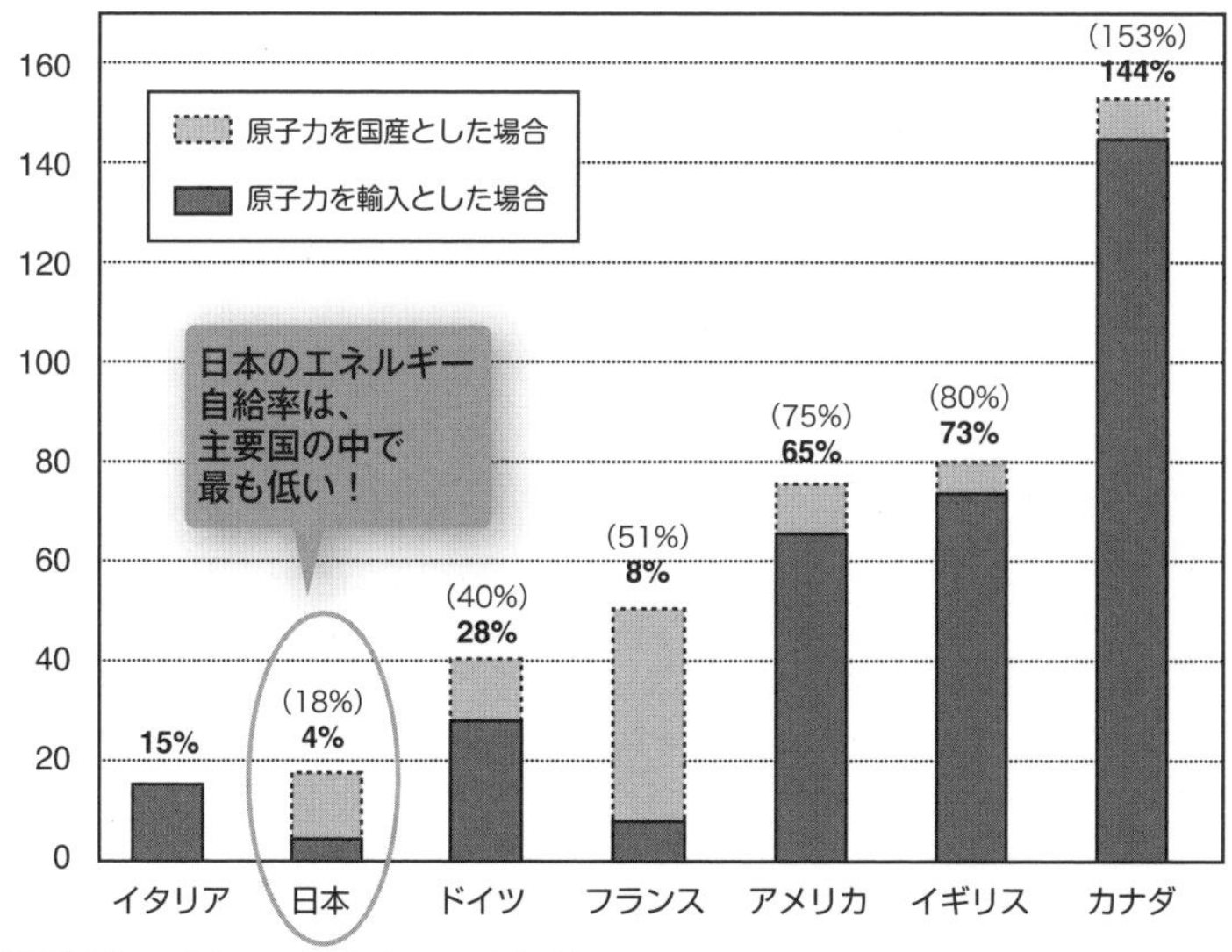

OECD/IEA Energy Balances of OECD Countries 2010より

放射能って何？ その1

今回の福島原発の事故では「シーベルト」や「ベクレル」といった、普段は馴染みのない単位が出てきます。
事故によって放出された放射性物質と、それによる人体への影響を知るためには、正しい知識と理解が必要です。本書にも出てくる放射能に関する単位と人体への影響について、以下、簡単にまとめました。

【単位について】

まず、「放射能」に関する用語として、よく「放射線」や「放射性物質」という単語が使われます。これをわかりやすくするために、懐中電灯を例に説明しましょう。

懐中電灯は光を発して夜道を照らしますが、光を発する懐中電灯の本体が「放射性物質」、懐中電灯が発する光が「放射線」です。懐中電灯が光を発する力を「放射能」と言います。

電球や電池の種類によって光を発する力に違いがあるように、この力の違いを「ベクレル」という単位でその大小を表します。

一方「シーベルト」は、懐中電灯の光の明るさをルクスという単位で表すように、放射線の大小を表します。光が光源（懐中電灯）からの距離の2乗に反比例して暗くなるように、放射線も放射性物質から離れると弱くなります。

なお、「マイクロ」は百万分の1、「ミリ」は千分の1の意味で、1ミリシーベルトは1000マイクロシーベルトとなります。

一般に、マイクロシーベルトは「1時間当たり」の放射線が人体に与える影響を示す場合に使われることが多く、ミリシーベルトは単位が大きいため「1年間の被ばく量」による影響を表す時に多く使われます。

*人体の影響についてはP.43をご覧ください。

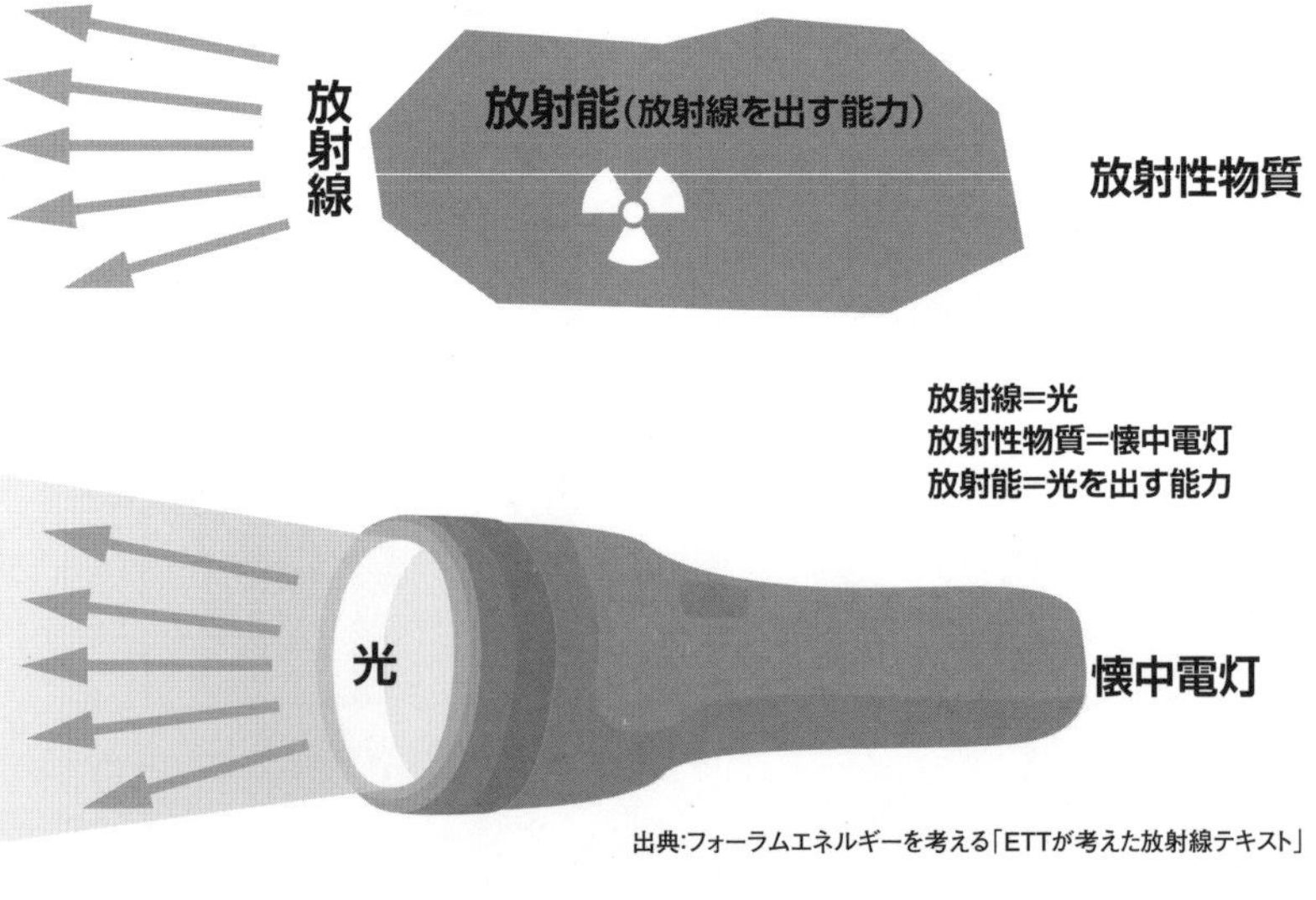

出典:フォーラムエネルギーを考える「ETTが考えた放射線テキスト」

こちらHRPテレビ
報道デスク2011
～原発事故における食品の安全性～

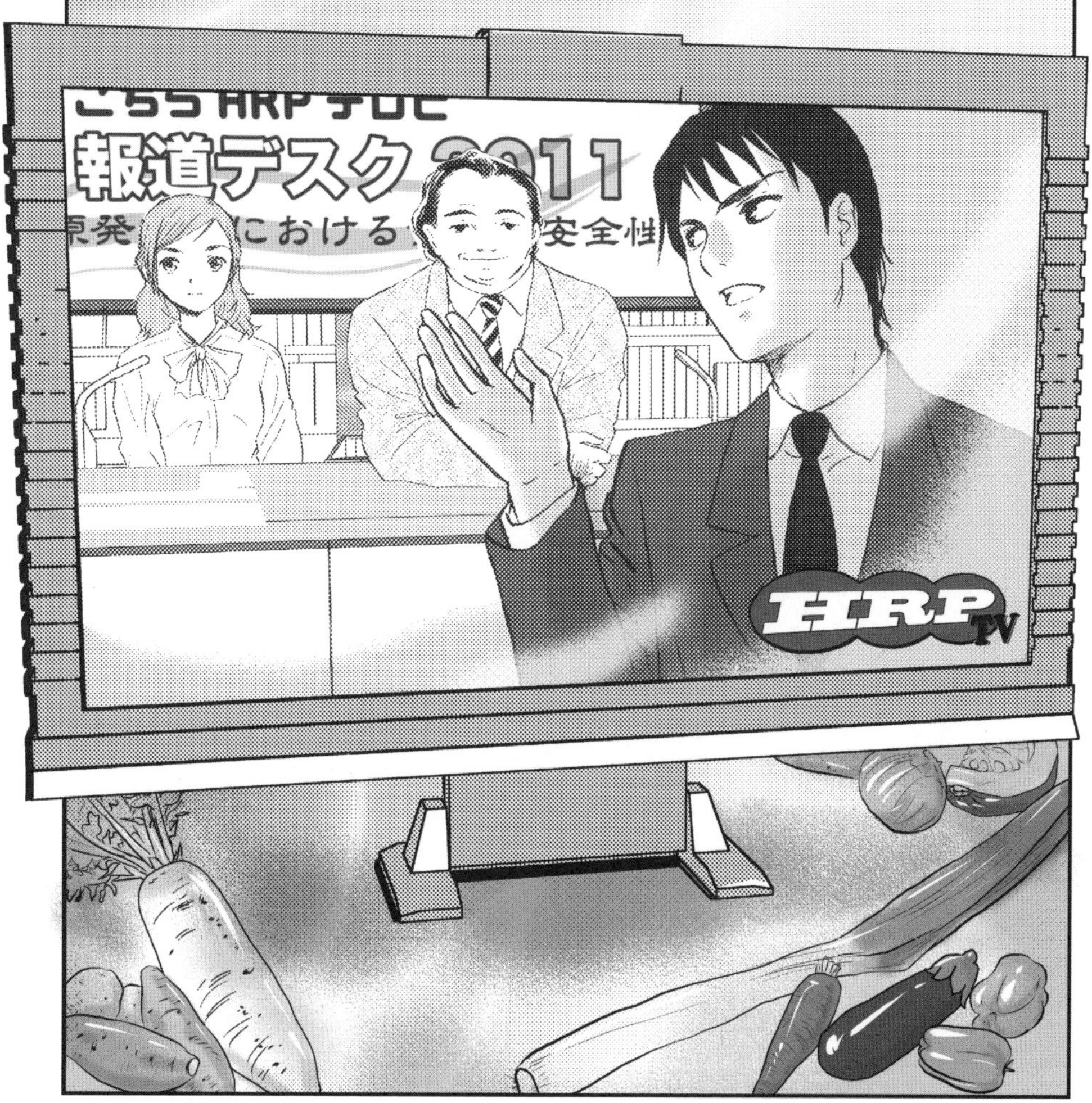

2011年3月11日
東日本大震災によって発生した福島第一原子力発電所の事故により多量の放射性物質が外部環境に放出された
政府はこの事故により放出された放射性物質の総量は85万テラベクレルとの試算値を発表
これにより広範囲にわたる土壌および海洋が汚染されることになった
福島第一原子力発電所
Fukushima Daiichi

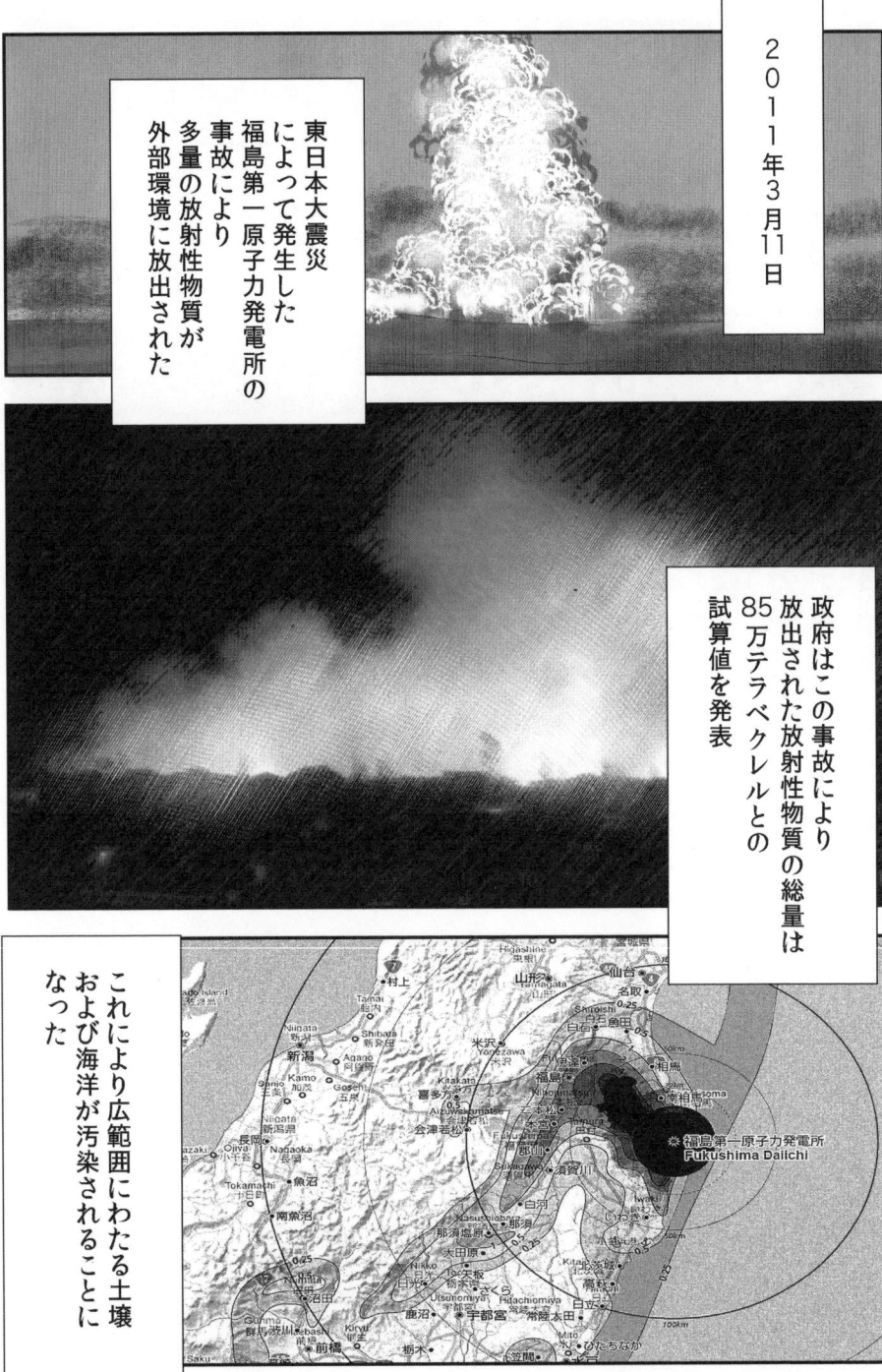

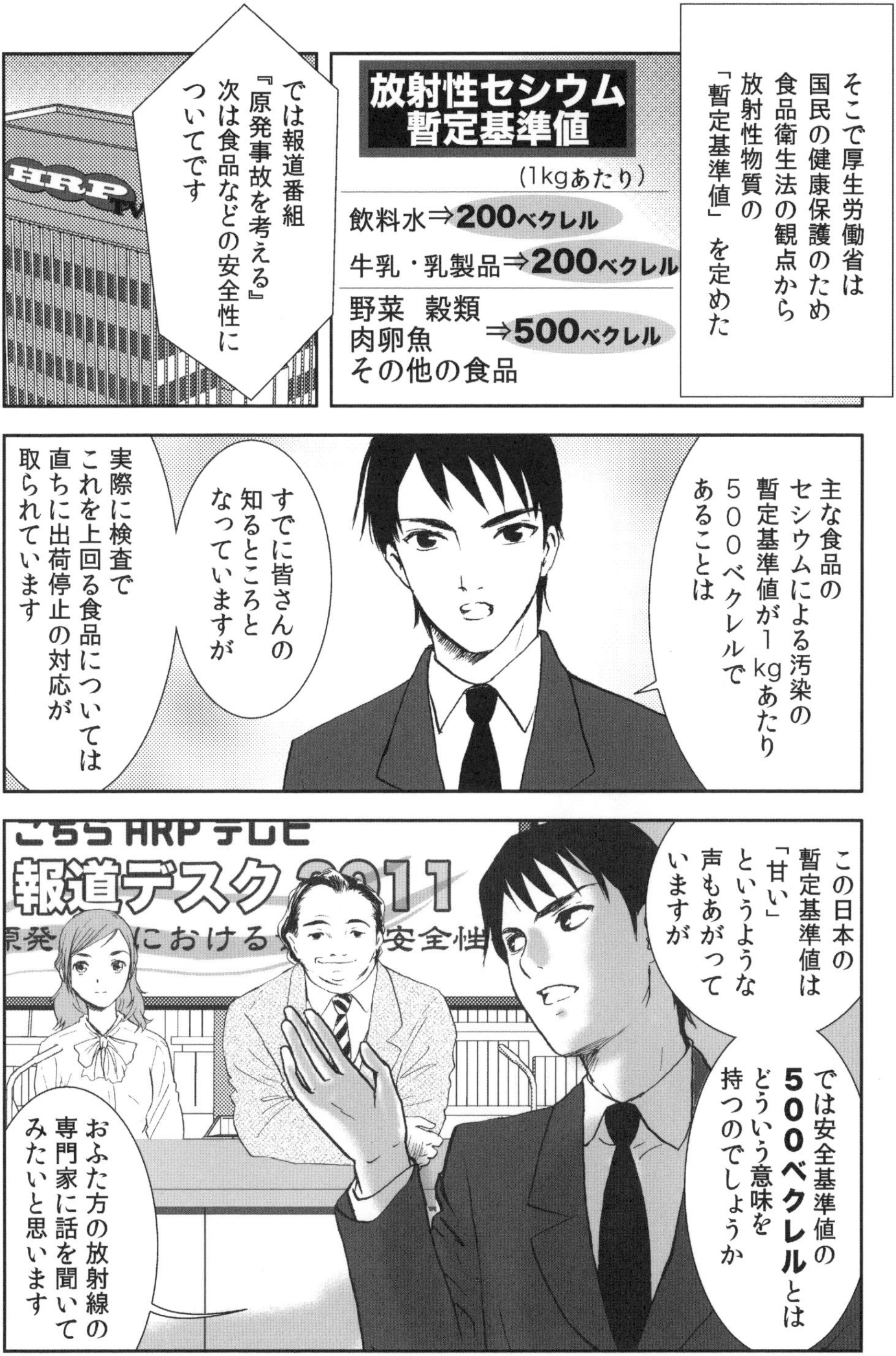
そこで厚生労働省は国民の健康保護のため食品衛生法の観点から放射性物質の「暫定基準値」を定めた
放射性セシウム暫定基準値
（1kgあたり）
飲料水⇒200ベクレル
牛乳・乳製品⇒200ベクレル
野菜 穀類
肉卵魚 ⇒500ベクレル
その他の食品
では報道番組『原発事故を考える』次は食品などの安全性についてです
HRP TV
主な食品のセシウムによる汚染の暫定基準値が1kgあたり500ベクレルであることは
すでに皆さんの知るところとなっていますが
実際に検査でこれを上回る食品については直ちに出荷停止の対応が取られています
報道デスク
この日本の暫定基準値は「甘い」というような声もあがっていますが
では安全基準値の500ベクレルとはどういう意味を持つのでしょうか
おふた方の放射線の専門家に話を聞いてみたいと思います

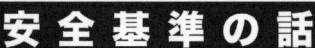

安全基準の話

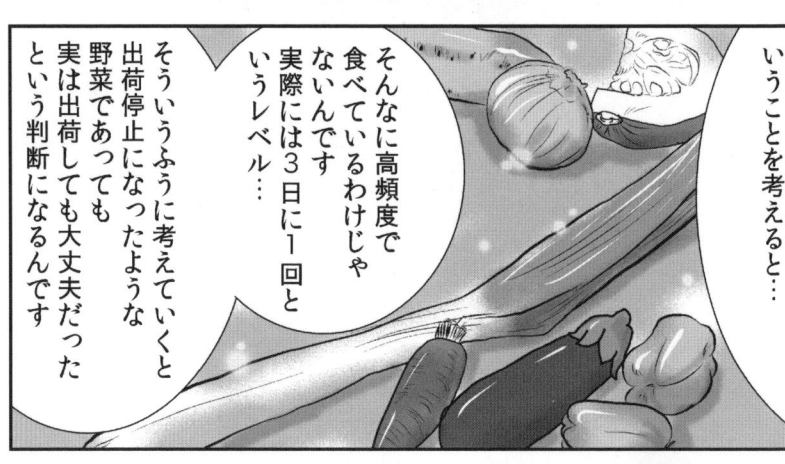

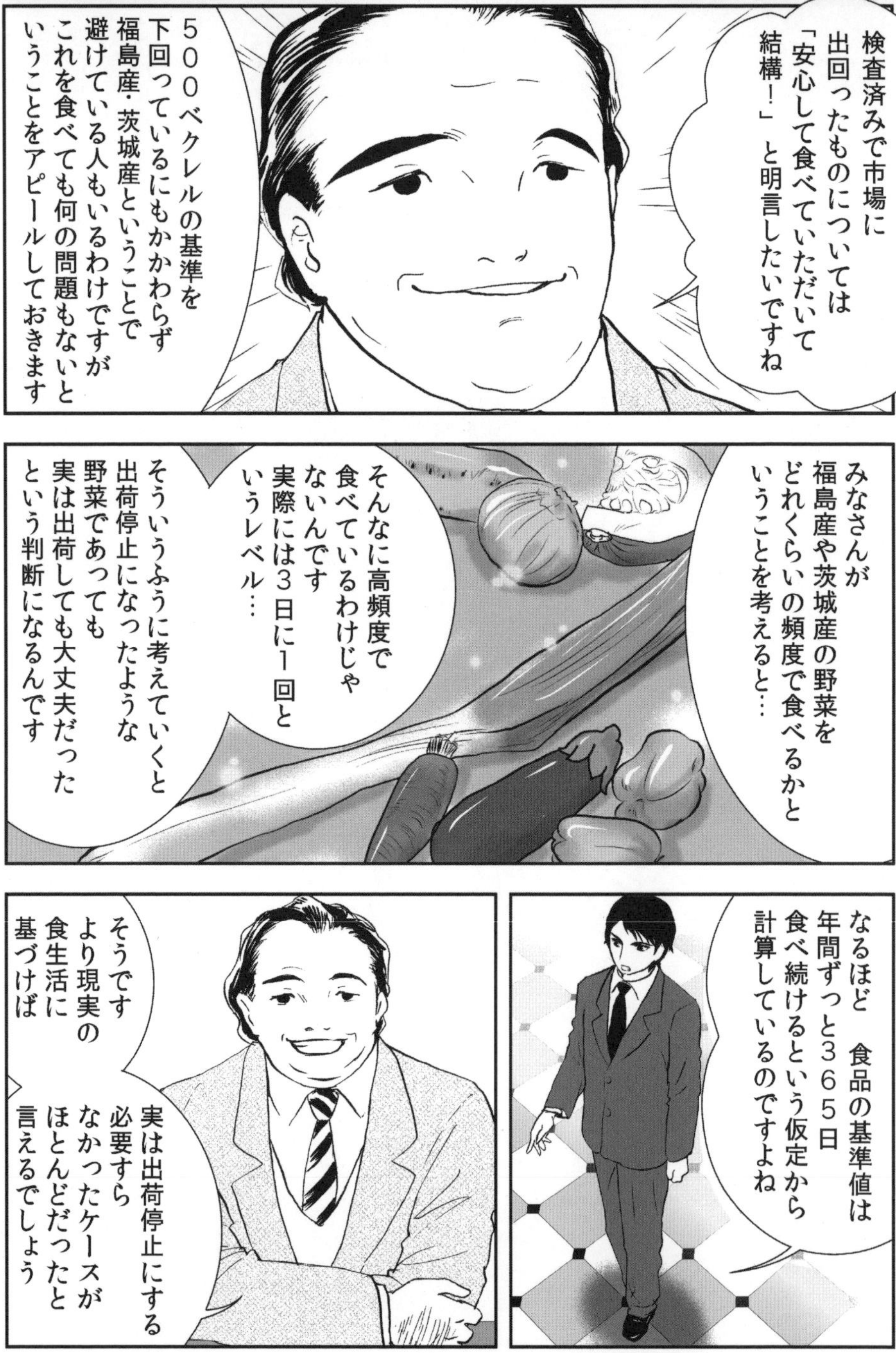
検査済みで市場に出回ったものについては「安心して食べていただいて結構！」と明言したいですね
500ベクレルの基準を下回っているにもかかわらず福島産・茨城産ということで避けている人もいるわけですがこれを食べても何の問題もないということをアピールしておきます
みなさんが福島産や茨城産の野菜をどれくらいの頻度で食べるかということを考えると…
そんなに高頻度で食べているわけじゃないんです 実際には3日に1回というレベル…
そういうふうに考えていくと出荷停止になったような野菜であっても実は出荷しても大丈夫だったという判断になるんです
なるほど 食品の基準値は年間ずっと365日食べ続けるという仮定から計算しているのですよね
そうです より現実の食生活に基づけば
実は出荷停止にする必要すらなかったケースがほとんどだったと言えるでしょう

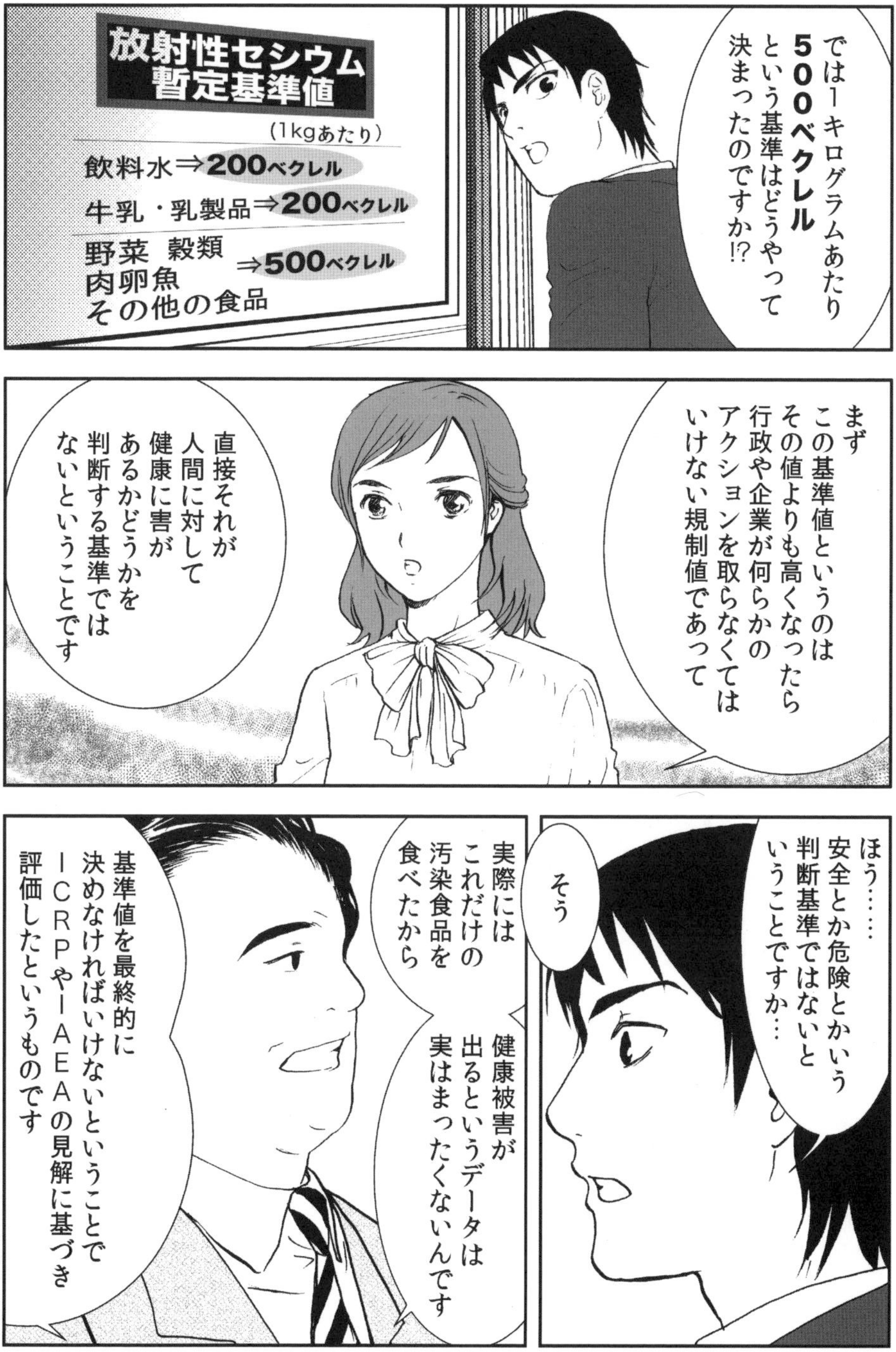

では1キログラムあたり500ベクレルという基準はどうやって決まったのですか!?
放射性セシウム暫定基準値
(1kgあたり)
飲料水⇒200ベクレル
牛乳・乳製品⇒200ベクレル
野菜 穀類 肉卵魚 その他の食品⇒500ベクレル
まずこの基準値というのはその値よりも高くなったら行政や企業が何らかのアクションを取らなくてはいけない規制値であって
直接それが人間に対して健康に害があるかどうかを判断する基準ではないということです
ほう……安全とか危険とかいう判断基準ではないということですか…
そう
実際にはこれだけの汚染食品を食べたから
健康被害が出るというデータは実はまったくないんです
基準値を最終的に決めなければいけないということでICRPやIAEAの見解に基づき評価したというものです

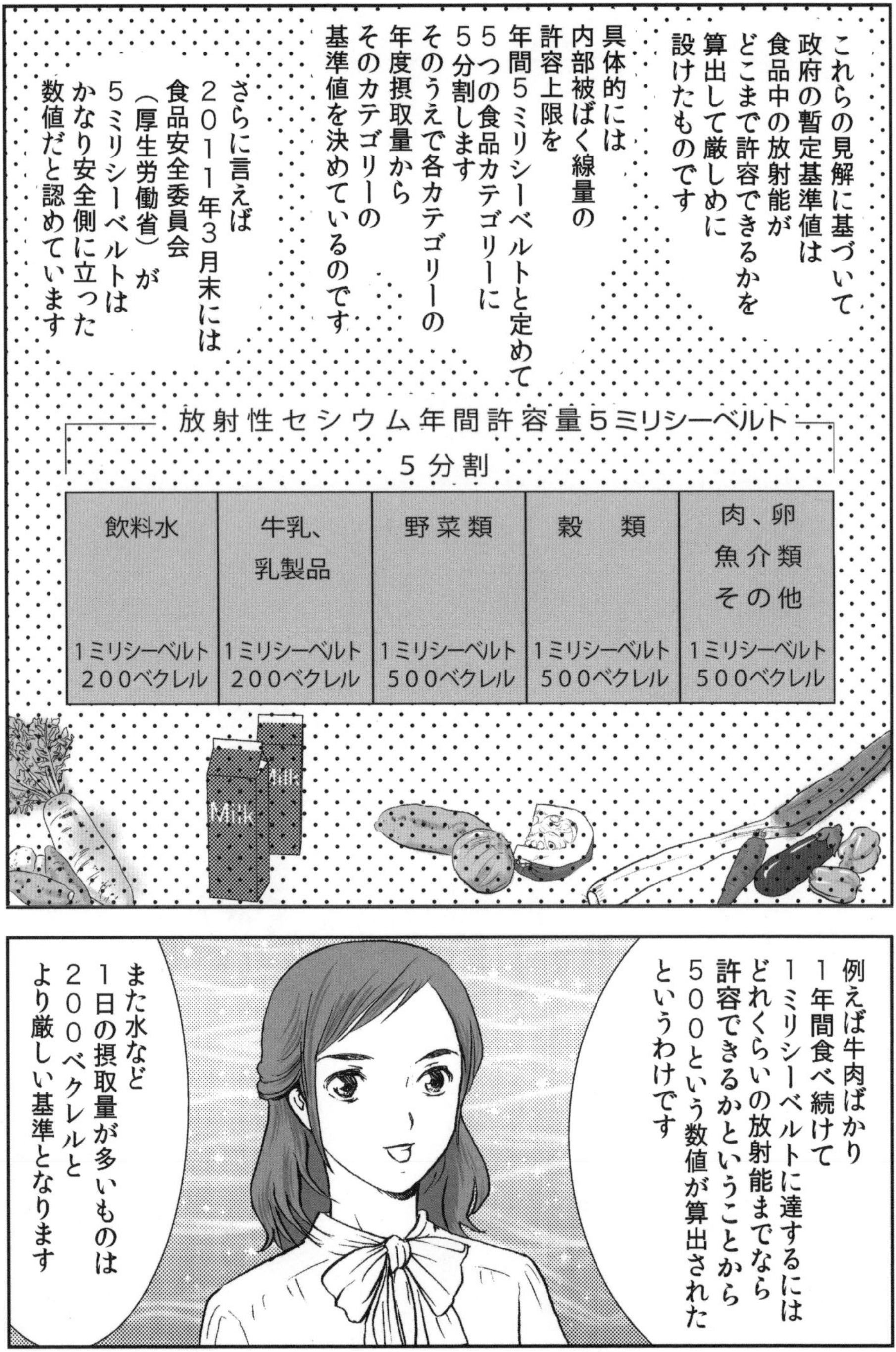
これらの見解に基づいて政府の暫定基準値は食品中の放射能がどこまで許容できるかを算出して厳しめに設けたものです
具体的には内部被ばく線量の許容上限を年間5ミリシーベルトと定めて5つの食品カテゴリーに5分割しますそのうえで各カテゴリーの年度摂取量からそのカテゴリーの基準値を決めているのです
さらに言えば2011年3月末には食品安全委員会（厚生労働省）が5ミリシーベルトはかなり安全側に立った数値だと認めています
放射性セシウム年間許容量5ミリシーベルト
5分割
飲料水 1ミリシーベルト 200ベクレル
牛乳、乳製品 1ミリシーベルト 200ベクレル
野菜類 1ミリシーベルト 500ベクレル
穀　類 1ミリシーベルト 500ベクレル
肉、卵 魚介類 その他 1ミリシーベルト 500ベクレル
Milk
Milk
例えば牛肉ばかり1年間食べ続けて1ミリシーベルトに達するにはどれくらいの放射能までなら許容できるかということから500という数値が算出されたというわけです
また水など1日の摂取量が多いものは200ベクレルとより厳しい基準となります

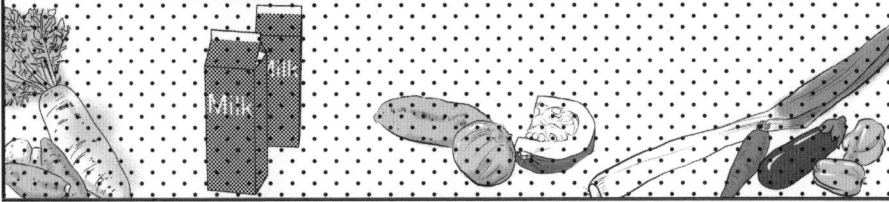

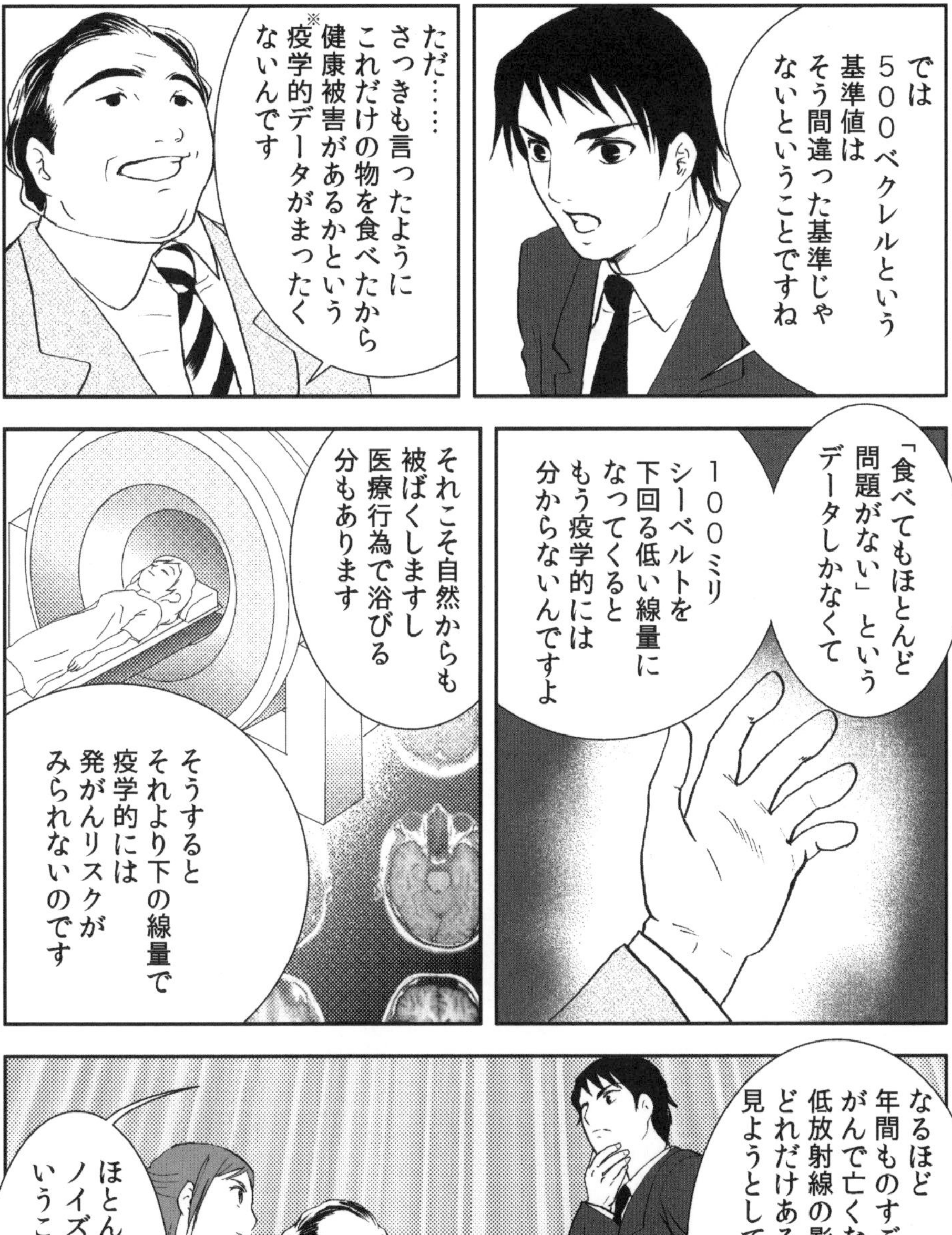

では500ベクレルという基準値はそう間違った基準じゃないということですね
ただ……さっきも言ったようにこれだけの物を食べたから健康被害があるかという※疫学的データがまったくないんです
「食べてもほとんど問題がない」というデータしかなくて
100ミリシーベルトを下回る低い線量になってくるともう疫学的には分からないんですよ
それこそ自然からも被ばくしますし医療行為で浴びる分もあります
そうするとそれより下の線量で疫学的には発がんリスクがみられないのです
なるほど年間ものすごい数の方ががんで亡くなりますが低放射線の影響がどれだけあるかというのを見ようとしても
ほとんどがノイズで分からないということですか

※疫学とは…地域や集団内で、疾患や健康に関する事象の発生の原因や変動するさまを明らかにする学問。伝染病の研究から始まり、現在では公害や災害などの問題も対象とする。

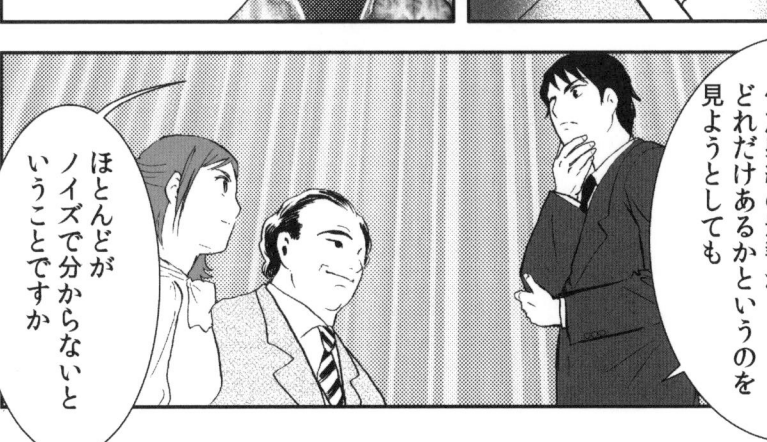

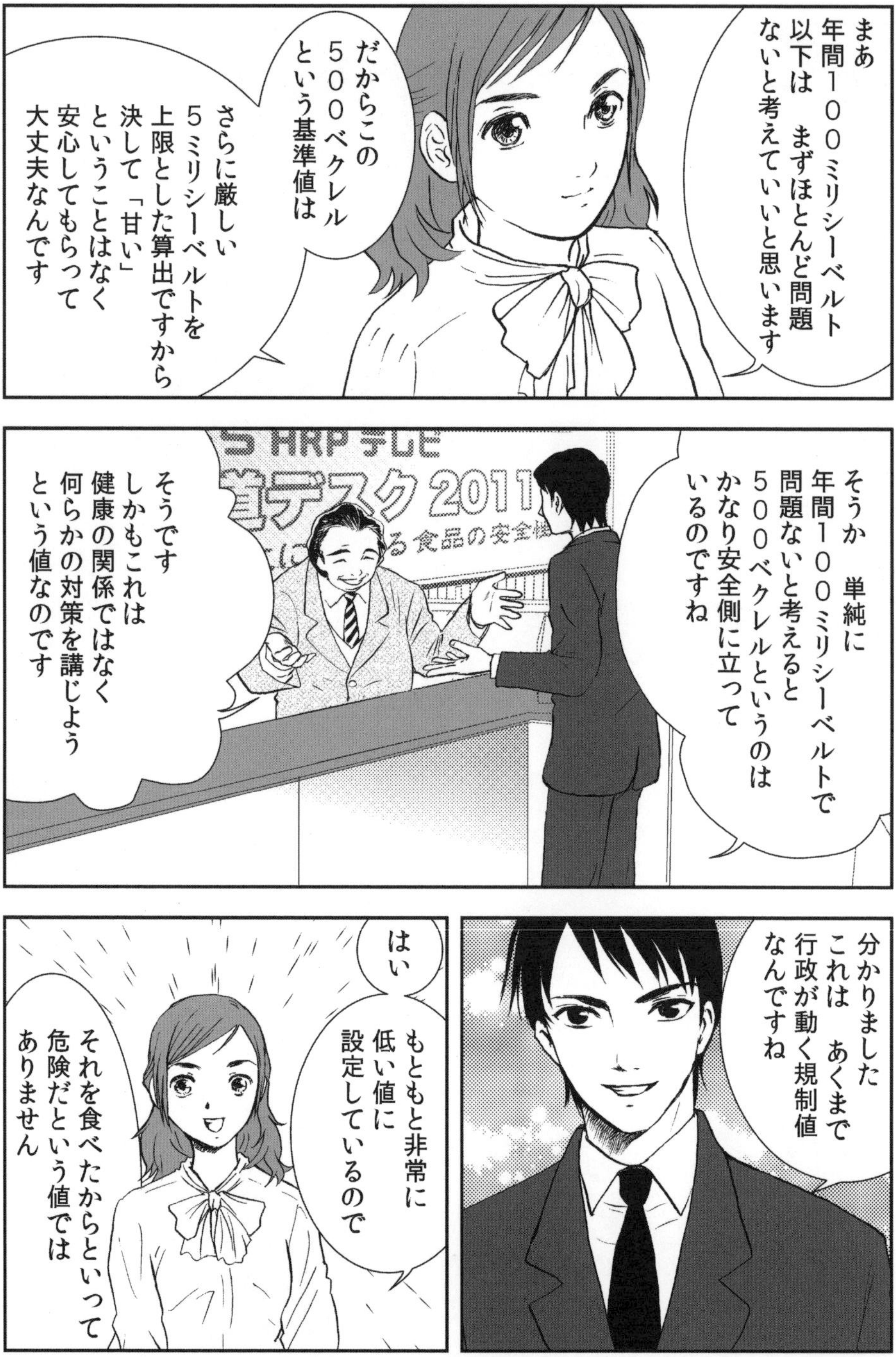
まあ 年間100ミリシーベルト 以下は まずほとんど問題 ないと考えていいと思います
だからこの 500ベクレル という基準値は
さらに厳しい 5ミリシーベルトを 上限とした算出ですから 決して「甘い」 ということはなく 安心してもらって 大丈夫なんです
HRP テレビ
デスク2011
そうか 単純に 年間100ミリシーベルトで 問題ないと考えると 500ベクレルというのは かなり安全側に立って いるのですね
そうです しかもこれは 健康の関係ではなく 何らかの対策を講じよう という値なのです
分かりました これは あくまで 行政が動く規制値 なんですね
はい
もともと非常に 低い値に 設定しているので
それを食べたからといって 危険だという値では ありません

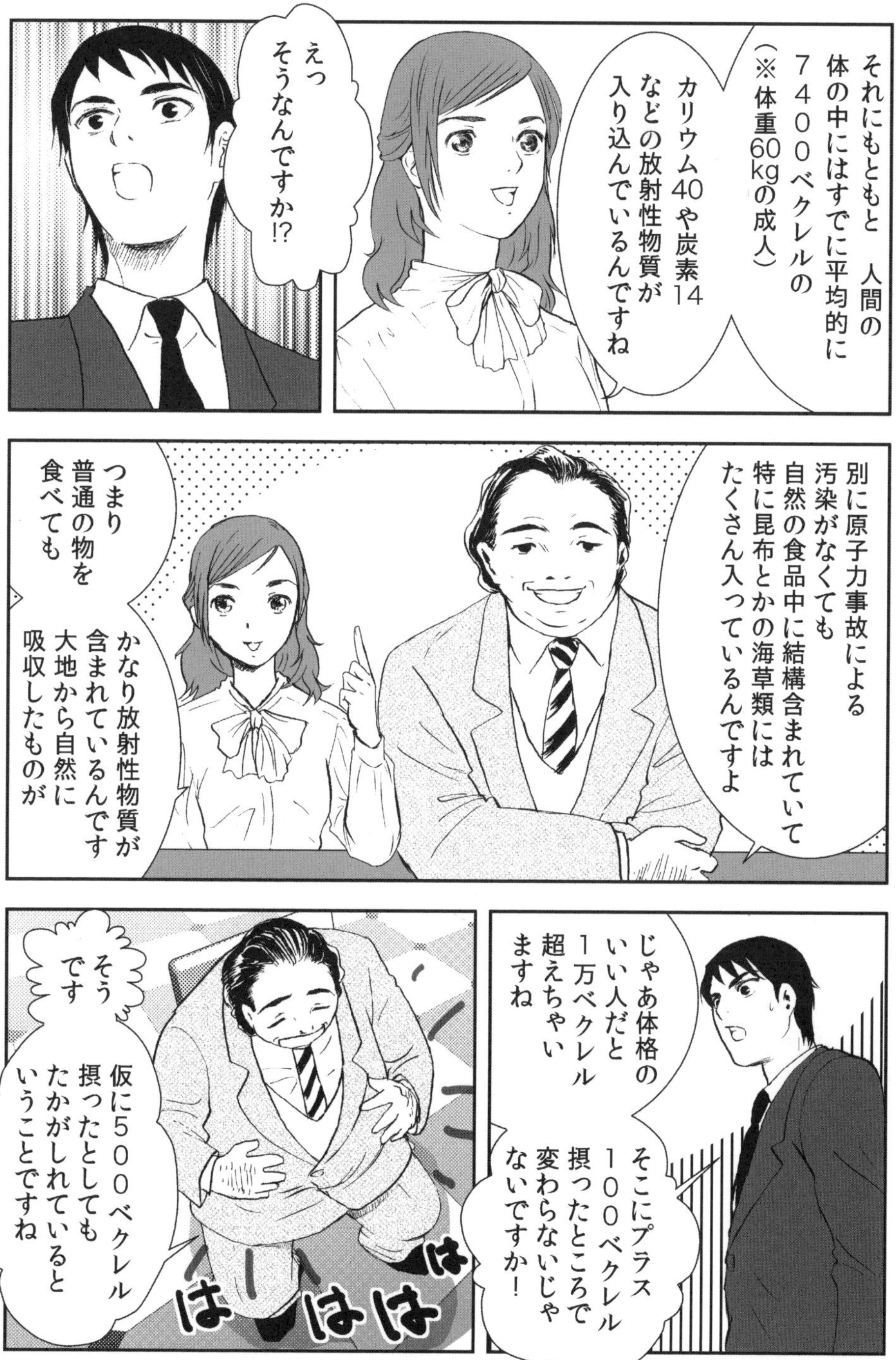

それにもともと　人間の体の中にはすでに平均的に７４００ベクレルの（※体重60kgの成人）
カリウム40や炭素14などの放射性物質が入り込んでいるんですね
えっ そうなんですか!?
別に原子力事故による汚染がなくても自然の食品中に結構含まれていて特に昆布とかの海草類にはたくさん入っているんですよ
つまり普通の物を食べても
かなり放射性物質が含まれているんです大地から自然に吸収したものが
じゃあ体格のいい人だと1万ベクレル超えちゃいますね
そこにプラス１００ベクレル摂ったところで変わらないじゃないですか!
そうです
仮に５００ベクレル摂ったとしてもたかがしれているということですね
ははは

原爆と原発事故の話

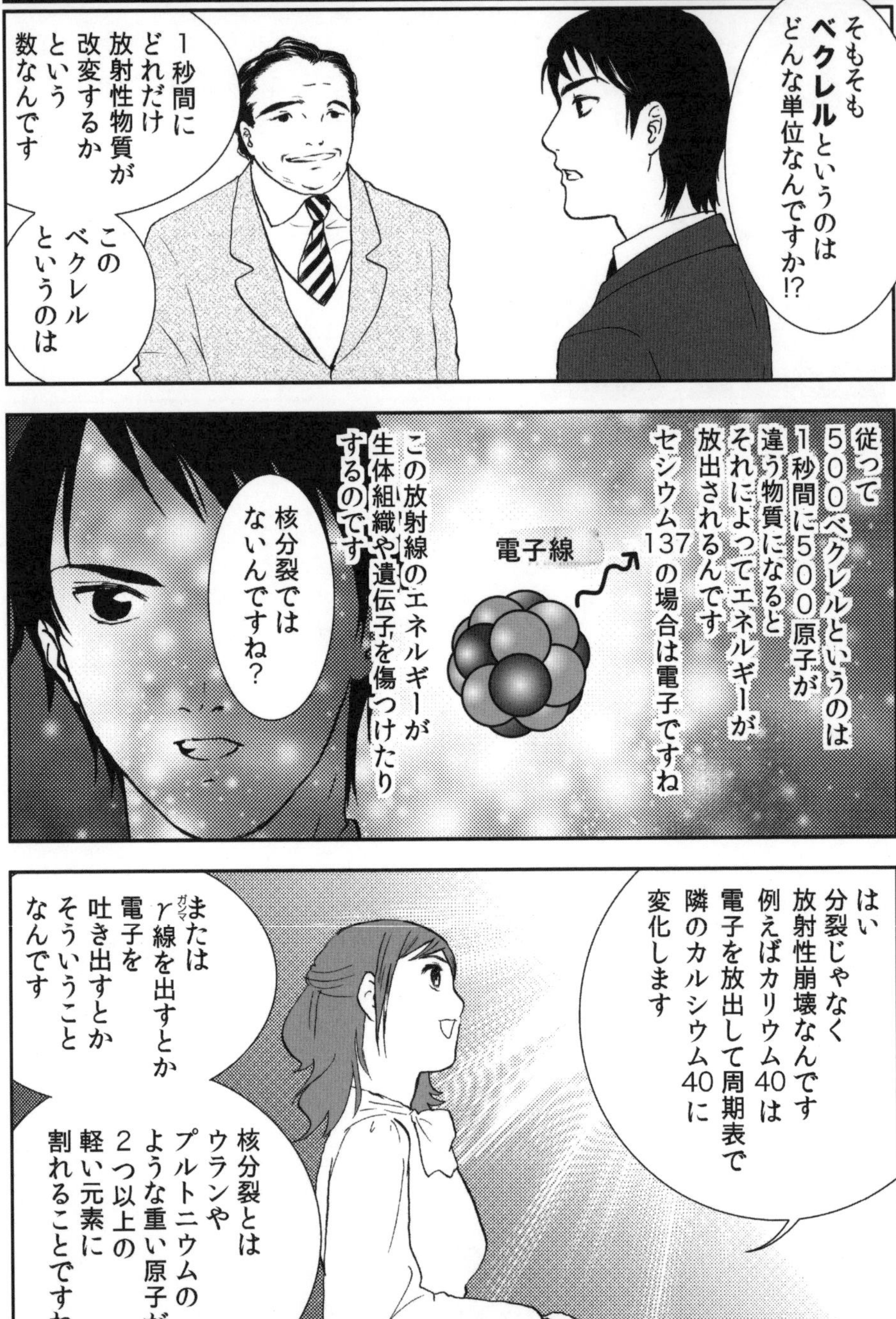
そもそもベクレルというのはどんな単位なんですか!?
このベクレルというのは
1秒間にどれだけ放射性物質が改変するかという数なんです
従って500ベクレルというのは1秒間に500原子が違う物質になるとそれによってエネルギーが放出されるんです
セシウム137の場合は電子ですね
電子線
この放射線のエネルギーが生体組織や遺伝子を傷つけたりするのです
核分裂ではないんですね？
はい 分裂じゃなく放射性崩壊なんです
例えばカリウム40は電子を放出して周期表で隣のカルシウム40に変化します
またはγ《ガンマ》線を出すとか電子を吐き出すとかそういうことなんです
核分裂とはウランやプルトニウムのような重い原子が2つ以上の軽い元素に割れることですね

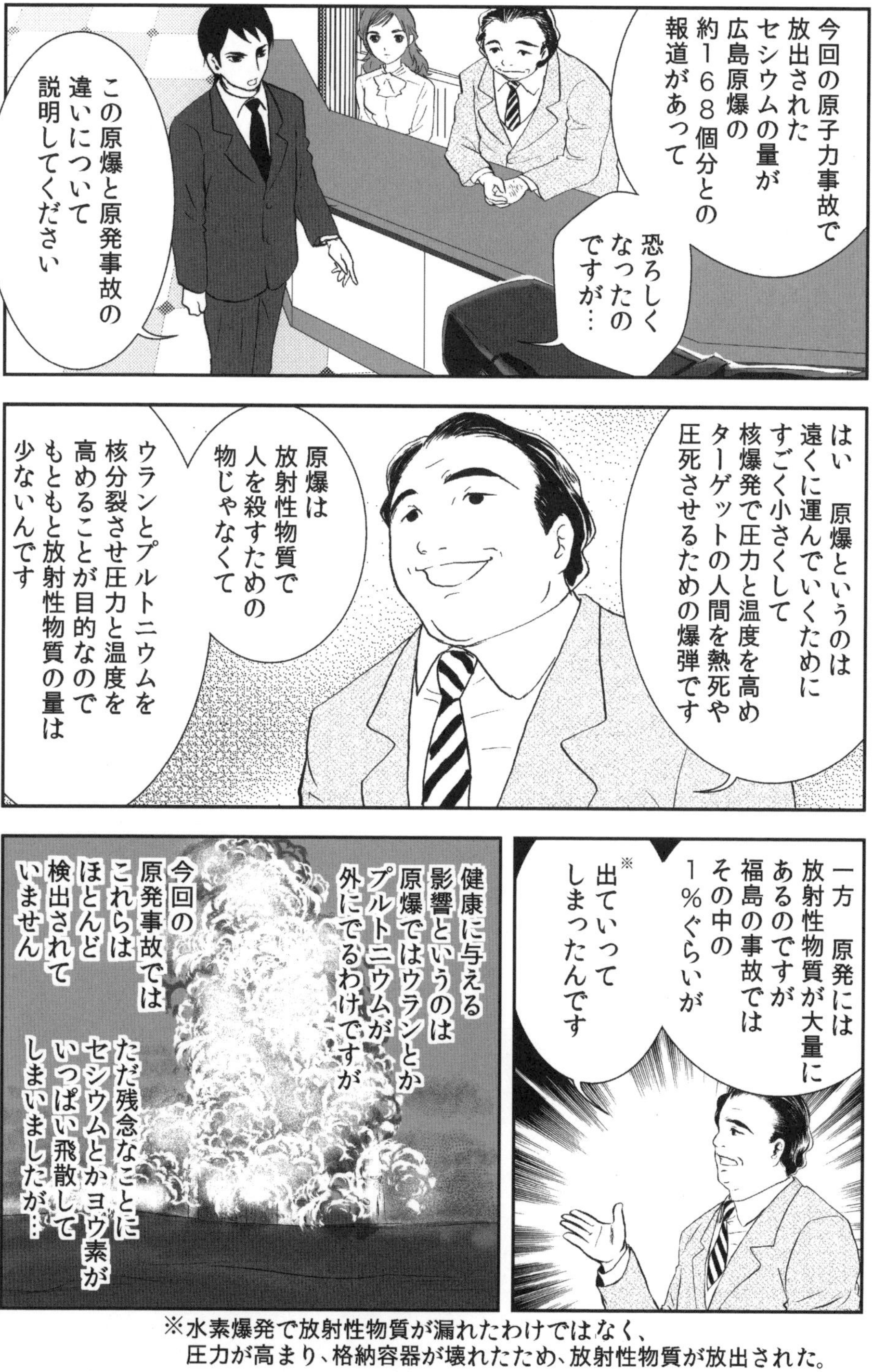

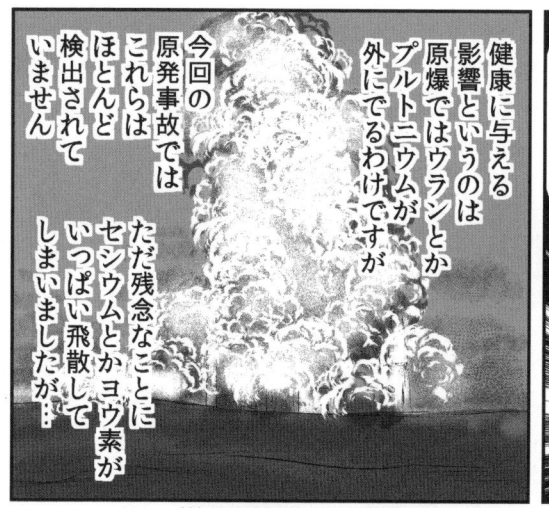

※水素爆発で放射性物質が漏れたわけではなく、
圧力が高まり、格納容器が壊れたため、放射性物質が放出された。

●食の安全性は厳しい基準で守られている。

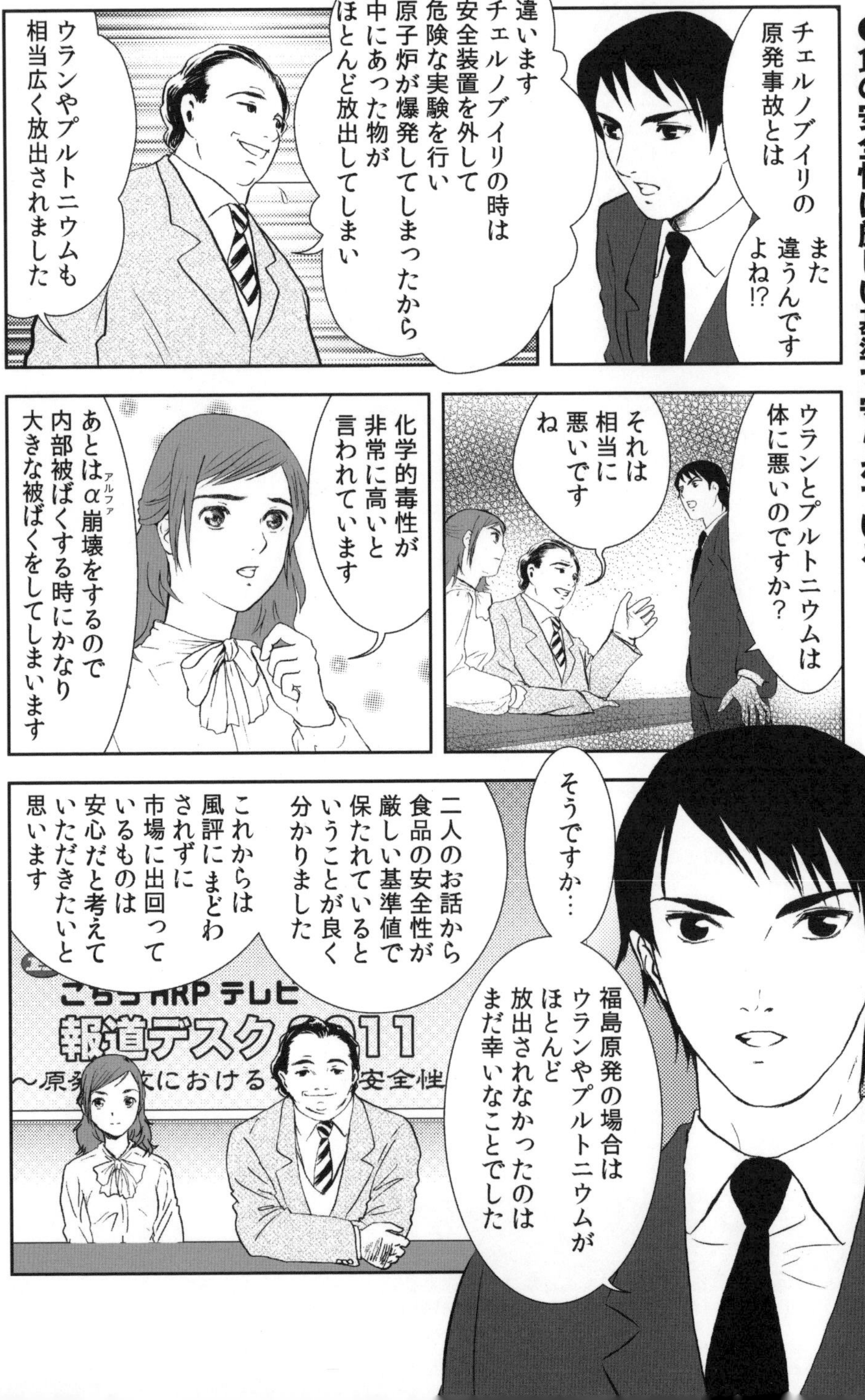
チェルノブイリの原発事故とは
また違うんですよね!?
違います
チェルノブイリの時は安全装置を外して危険な実験を行い原子炉が爆発してしまったから中にあった物がほとんど放出してしまい
ウランやプルトニウムも相当広く放出されました
ウランとプルトニウムは体に悪いのですか?
それは相当に悪いですね
化学的毒性が非常に高いと言われています
あとはα《アルファ》崩壊をするので内部被ばくする時にかなり大きな被ばくをしてしまいます
そうですか…
福島原発の場合はウランやプルトニウムがほとんど放出されなかったのはまだ幸いなことでした
二人のお話から食品の安全性が厳しい基準値で保たれているということが良く分かりました
これからは風評にまどわされずに市場に出回っているものは安心だと考えていただきたいと思います

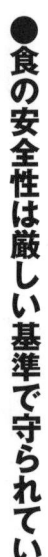

03 放射性物質は日常の飲食物にも含まれている!?

東日本大震災による津波の被害で、福島第一原子力発電所から放射性物質が拡散しました。目に見えない放射線の健康影響について、不安を禁じ得ないのは事実。適切な行動をとるためには、まずは正しい知識を身につけることが必要です。

放射線障害の分類

「放射線障害」は「身体的影響」と「遺伝的影響」に分類されます。身体的影響には被ばく直後から障害が現れる急性障害と、白内障やがんのように数年の時間を経過して発病する晩発性障害があります。

「急性放射線障害」は1000ミリシーベルト以上の線量を一度に被ばくした際に発生し、2000ミリシーベルトでは出血や脱毛が発生し、3000~5000ミリシーベルトの被ばくでは半数が死亡します。これらは確定的影響と呼ばれ、これらの線量以上で発生することが分かっています。

原発作業員を含め、今回の事故ではこれまでに急性放射線障害に至る線量の被ばくはなかったため、急性障害の心配はありません。

放射線障害の分類

臨床的分類 （影響を与える領域と発症時期による分類）		疾患名	統計的分類 （発症率および発病プロセスの違いによる分類）
身体的影響	急性障害	急性放射線症候群、不妊	確定的影響
	晩発性障害	白内障、胎児の奇形	
		がん、白血病 （悪性リンパ腫）	確率的影響
遺伝的影響		染色体異常（突然変異）	

「ICRP（国際放射線防護委員会）勧告」より

チェルノブイリの教訓

チェルノブイリ原発事故では、主な放射線影響は小児の甲状腺がんでした。2002年までロシア、ベラルーシ、ウクライナの3国で4000人以上の子供が甲状腺がんを発症しました。うち、15人が死亡（全て15歳以下）しています。

原因は、放射性ヨウ素で高度に汚染された牛乳を飲み続けてしまい、甲状腺に高い被ばくを受けたことです。この教訓に基づき、福島県産の原乳は出荷停止となりました。現在出荷されている牛乳は安心して飲むことができます。

放射線障害がないことを検査で確認

福島での小児の甲状腺被ばくと周辺住民被ばく検査により、放射線障害がないことも確認されています。

国の原子力災害現地対策本部は、3月26日〜30日に福島県内15歳以下の1080人に、のど付近に検出器をあてて甲状腺の被ばく線量を調査しました。その結果、国の原子力安全委員会が定める基準値（毎時0・2マイクロシーベルト）を全員が下回ったのです。最高でも、毎時0・07マイクロシーベルトでした。

子供や胎児への影響

子供や胎児は活発に細胞分裂を繰り返して成長しており、それゆえ放射線に対する感受性が高いといえるでしょう。一方、放射性物質が排出されるスピードも早く、例えば体内に蓄積された放射性セシウムは、大人であれば代謝や排泄により約100日で半減するとされています。が、子供は、それよりも速く減少していくことが知られています。

残念ながらこれまでの調査結果からは、胎児や子供の放射線影響については十分な知見が得られていません。

しかしながら世界には、大地から受ける放射線量が年間100ミリシーベルト以上の場所が多く存在します。例えば、インドの高自然放射線地域では、周辺地域と比較しても、がんの発生率は同様で高まっていません（図1）。

さらにチェルノブイリ事故後の調査では、妊娠中、体内にいる胎児が被ばくした場合に、生まれた後に甲状腺がんを発症した事例はありませんでした。

インドの高自然放射線地域での住民の健康調査（図1）

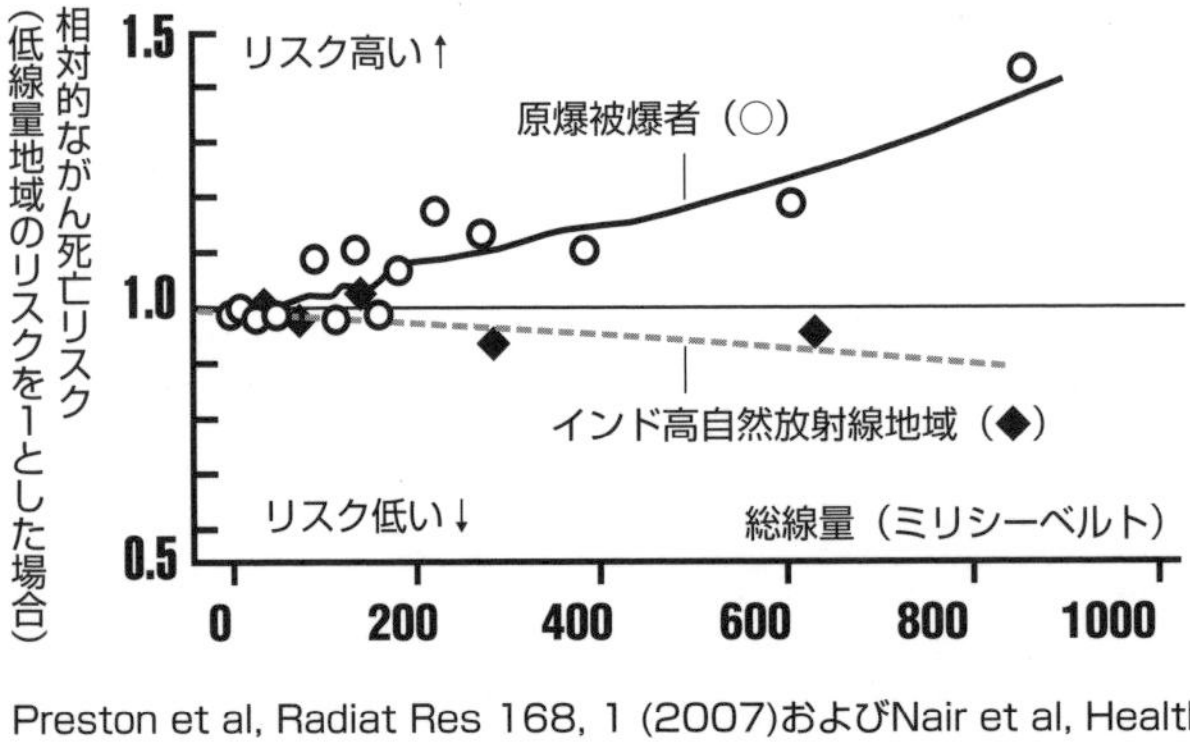

調査の概要

インドで約36万人を対象にした調査結果が報告されています。放射線量率を場所毎に測定し、人々の転入居や屋外・屋内での滞在時間から横軸の総線量を求めています。縦軸は、生活習慣や社会経済的状況に左右されないように配慮して、信頼性の高いがん発生割合を定めています。低い線量を長時間受けた場合には、発がんのリスクは影響されないか、やや低減します。

Preston et al, Radiat Res 168, 1 (2007)およびNair et al, Health Phys 96, 55 (2009)を元に作成

がんと同じく確率的影響に分類されている遺伝的影響（突然変異）についても、広島・長崎での綿密な調査により、遺伝的影響がないことが報告されています。

自然界にもある放射線

世界平均では、自然界から受ける放射線量は年間2・4ミリシーベルトです（図2）。日本国内でも場所により線量に差がありますが、がんのリスクは自然界から受ける放射線量との相関はなく、地域の食文化などの影響のほうがが強いのです。

また、飲食物には多かれ少なかれ放射性物質が含まれており、体重60キログラムの日本人では、約7000ベクレルの放射性物質を体内に蓄積しています（図3）。我々は目に見えない菌に囲まれて生活していますが、低線量の放射線は菌を完全に排除できないことと同じように、私たちの周囲に存在することも知っておく必要があります。

副次的な精神影響を防げ

最も心配されることは過剰な不安による精神的な影響でしょう。チェルノブイリ事故では、妊娠中の母親本人やその家族の不安が過剰に募り、中絶や自殺により数百人の尊い命が失われました。精神病の発症は更に多いと報告されています。

これらは当時の知識や情報不足がもたらした惨事です。しかし四半世紀が過ぎた現在の日本では、皆が正しい知識に基づき行動することが可能なはずです。

過度な不安に陥ることで、妊婦や乳幼児の健康を害することがないようにしたいものです。心配であれば各自治体に問い合わせて、しかるべき場所で正確な被ばく量を調査し、医師の診断を受けるなど冷静に対処していただくことをお薦めします。

自然界から受ける放射線量（図2）

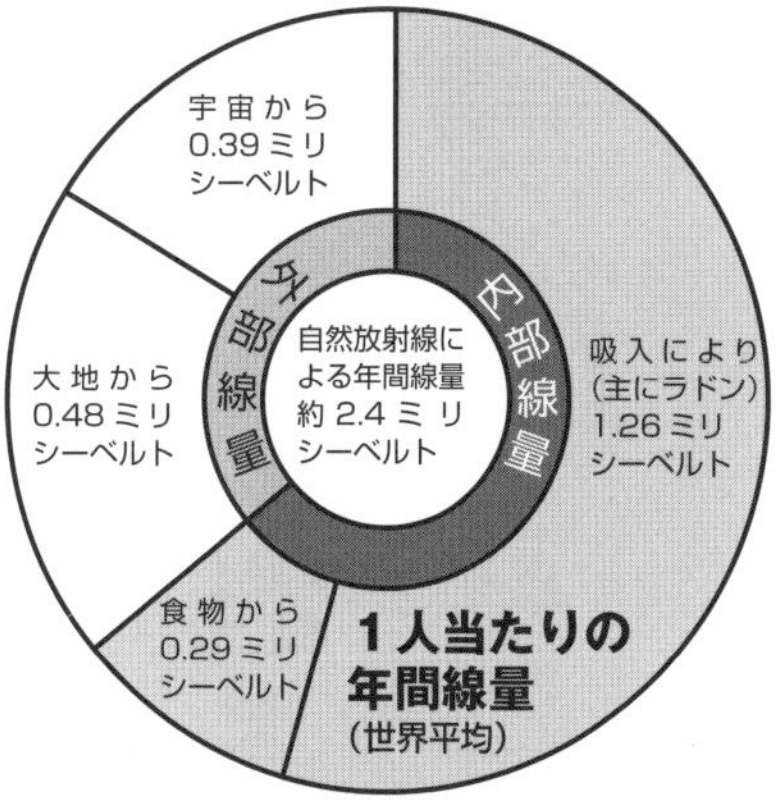

国連科学委員会（UNSCEAR）2000年報告
「原子力・エネルギー図面集2009」より

体内、食物中の自然放射性物質（図3）

●体内の放射性物質の量

（体重60キログラムの日本人の場合）

カリウム40	4,000ベクレル
炭素14	2,500ベクレル
ルビジウム87	500ベクレル
鉛・ポロニウム210	20ベクレル

●食事中のカリウム40の放射線量（日本）

（単位：ベクレル/キログラム）

干しコンブ	2,000	牛肉	100
干ししいたけ	700	牛乳	50
ポテトチップ	400	食パン	30
生わかめ	200	米	30
ほうれん草	200	ビール	10
魚	100		

「原子力・エネルギー図面集2009」より

04 土壌汚染を必要以上に恐れることはない！

文部科学省は2011年8月30日に、放射性セシウムの土壌濃度マップを公表しました。このマップに関して、マスコミによりさまざまな報道がなされており、中には、いたずらに国民の不安をあおるものもあります。しかし今回の土壌汚染は、一部の地域を除けば心配するレベルではありません。むしろ、通常の生活を続けて全く問題のないレベルと言えるでしょう。

チェルノブイリと福島は違う

放射性セシウムの土壌濃度マップが文部科学省より公表されたのを受けて、マスコミ各社は一斉に福島における土壌汚染の概要について報道しています。

このうち朝日新聞は、チェルノブイリ原発事故において55万5000ベクレル（年間5ミリシーベルトの被ばく線量に相当）を超えた地域は「強制移住」の対象となっており、今回の事故においてこの値を超えた場所が約8％あると伝えています（8月29日付電子版）。

しかし、ここで重要なのは、チェルノブイリの事故と今回の福島の事故は根本的に異なる事象だということです。チェルノブイリでは原子炉自体の爆発により、セシウムやヨウ素に加えて、ウラン、さらにはプルトニウムなどの超ウラン元素も大量に放出されました。

これに対して、福島で放出されたのはセシウムやヨウ素であり、ウラン及びプルトニウム等の超ウラン元素は、ほとんど検出されていません。

ウランやプルトニウムは摂取した場合、微量であっても人体にとって有害となる可能性があります。これに対して化学物質としてのセシウムやヨウ素は、ごく微量を摂取しても人体に何ら影響はありません。

放射性セシウムが1平方メートル当たり55万5000ベクレルという数値はいかにも「大量」に思えますが、これをセシウム137の重量に換算すると、わずか172ナノグラム（1ナノグラムは1グラムの10億分の1）にすぎません。

万一、セシウムを含む土壌粒子を体

各エリアにおける
農作物の作付け可否

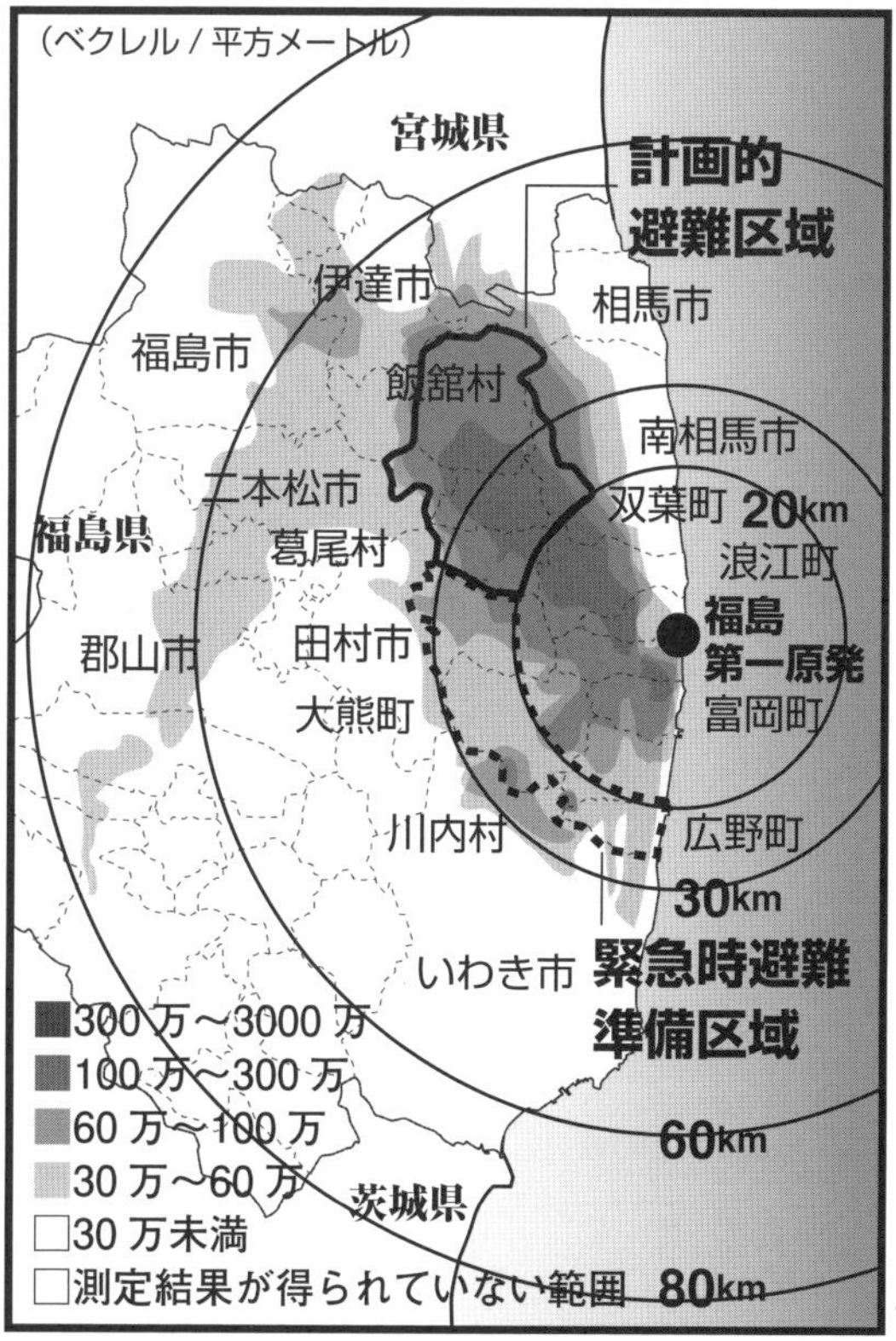

文部科学省と米国エネルギー省の調査より

内に取り込んだとしても、その量は極めて少量であり、内部被ばくしたとしても影響はないのです。

実際の被ばく量はもっと少ない

また、ここで測定されているのはあくまで「土壌」であることに注意するべきです。確かに、土壌に沈着したセシウムは、農地や校庭のような平坦かつ広大な土地ではあまり移動しないと考えられています。セシウムは土壌と強く結合するため、降雨や強風によって他の場所に運ばれない限りは土壌の表層から動きません。

しかし、ここで重要なのは、自らの1日の生活を振り返ってみたとき、「土」の上にいる時間はどのくらいあるのかということです。

年齢や職業にもよりますが、一般に人が屋外で過ごす時間は1日のうち3〜4時間程度です。しかも、屋外にいる場合でも「土」の上にいる時間は少なく、大抵の場合はコンクリートやアスファルトの上にいることが多いはずです。

こうした人工的空間では、降雨、強風などによる洗浄効果が期待できます。またブラシ等で削ることによって容易に除染することが可能なのです。道路であれば自動車のタイヤが路面を削ることで放射性物質は物理的に除去されます。実際、幹線道路における線量は既に相当、低くなっています。また、草葉に付着した放射性物質は、これらを回収、除去すれば除染されるのです。

つまり、屋外の生活空間においては、自然及び人為的な力によって既に除染が進んでいます。さらに、大多数の人が1日のうちで最も長い時間を過ごす屋内は、屋外に比べて放射線量がさら

○作付けOK
△濃度による
×作付け不可

	米	米	葉菜	非葉菜	果実
	国*	JAEA**	（いずれもJAEA）		
300万～3000万	×	▲	▲	▲	×
100万～300万	×	○	○	○	○
60万～100万	○	○	○	○	○
30万～60万	○	○	○	○	○
30万未満	○	○	○	○	○

(ベクレル/平方メートル)

* 国が定めた移行係数（0.1）に基づく　**JAEA(2009)に示された移行係数の最大値に基づく

に低くなります。

つまり、土壌線量が55万5000ベクレルでも、私たちはその強さの放射能に24時間、365日さらされているわけではなく、実際の被ばく量は年間5ミリシーベルトよりもはるかに少ないものと考えられます。

農作物も大丈夫

朝日新聞は、イネの作付けについても言及しています。今回の調査結果によれば、福島県内でイネの作付け禁止の基準を超える農地は、推計で8300ヘクタールにのぼると伝えているのです。

しかし、作付け禁止の基準が、十分過ぎる安全性を見込んでいることはあまり知られていません。土壌中の放射性物質がどれだけ農作物に移行するかを評価する指標として「移行係数」というものがあり、この係数が大きいほど、たくさんの放射性物質が移行することになります。

震災後、我が国政府が定めたセシウムの移行係数は、イネで0・1です。ところが、2009年に独立行政法人日本原子力研究開発機構（JAEA）が公表した既往文献の調査結果によれば、セシウムのイネへの移行係数は0・0009から0・01の範囲であり、平均では0・0008にすぎません。

仮にJAEAの調査結果の最大値である0・01を採用したとしても、禁止となる農地面積は激減し、福島県のほとんどの地域でイネの作付けが可能となります。過剰な安全を求めることが、福島の農業に壊滅的な打撃を与え、農業従事者の生活を奪っているのです。

私たちは、今回の放射能汚染がなくても、日常的に放射性物質を食物として摂取しています。例えばポテトチップ1キログラム中には400ベクレルの放射性物質（カリウム40）が含まれ、ホウレンソウ1キログラムでは200ベクレル、干しコンブに至っては1キログラム中に2000ベクレルのカリウム40を含んでいます。

これらを摂取し続けていても、乳幼児も大人も何ら問題はありません。（ちなみに国が定めたコメの基準値は1キログラムあたり500ベクレルです）

微量の放射性物質が食品中に含まれているからといって、何ら心配するに及びません。福島の復興を手助けするなら福島産の食品をどんどん購入した方がよいでしょう。そして政府や地方自治体は、無用な規制を取り払い、農業をはじめとする産業の発展を促すことで福島を支援するべきです。

国が決めた放射性物質についての暫定基準
（すべて1kgあたり）

・セシウム	飲料水	200 ベクレル
	牛乳、乳製品	200 ベクレル
	野菜類	500 ベクレル
	穀類	500 ベクレル
	肉、卵、魚、その他	500 ベクレル

放射能って何？ その2

【放射線の影響と除染について】

比較的強い放射線量の場合、年間1,000ミリシーベルト以上の被ばくをした時に、顕著な症状が現れます。1,000～2,000ミリシーベルトなら、軽微な吐き気、倦怠・疲労感、2,000～4,000ミリシーベルトで発熱・感染・出血・衰弱・脱毛などの症状が現れ、4,000ミリシーベルトではおよそ半数が死亡するとされます（国際放射線防護委員会〈ＩＣＲＰ〉の勧告等を参考）。

ＩＣＲＰは、一般人の年間被ばく線量に関して、原発事故直後などの緊急時には20～100ミリシーベルト、復旧期には1～20ミリシーベルトでのできるだけ低い値を目指すように勧告しています。

一方、これまでの研究で、年間100ミリシーベルト以下の被ばくでは、健康に影響が出るという臨床的な知見はなく、多くの放射線医学の専門家が提唱する放射線の安全基準は、年間100ミリシーベルトといわれています。

環境省は、来年1月施行の特別措置法の基本方針案の中で、年間1ミリシーベルト以上の地域は、国の責任で除染するとしています。除染基準を年間1ミリシーベルトとすれば、除染しなければならない地域は今よりも格段に広がり、福島はもとより、栃木や群馬、茨城、はては千葉までが含まれることになります。除染に要する費用は、数十兆円に上ると見込まれます。これでは、我が国の財政への負担が、極端に大きくなってしまいます。

既に述べたとおり、年間100ミリシーベルト未満であれば健康への影響は認められていないのです。これは、高自然放射線量地域であるインドのケララ州（最大で年間35ミリシーベルト）やイランのラムサール（最大で年間149ミリシーベルト）において、住民のがんによる死亡率が、それ以外の地域と比較して差がないことから考えても明らかです。したがって、100ミリシーベルト未満のエリアは、これまでどおり生活して問題ないのですが、住民の不安を軽減するために、合理的な範囲内で除染をしてもいいでしょう。

05
「風評被害」が深刻化 実りの季節に 桃王国の苦悩

福島県の農業をはじめ、さまざまな産業が「風評」によって被害を受けています。全国2位を誇る桃の産地、福島県の桃農家の実態をリポートしました。

幸福実現党　女性局長
竜の口法子

今年は桃の豊作 すべて安心安全

平成22年の福島県内の桃の販売農家は3820戸、生産量は2万8200トンで全国2位、福島県は桃の王国です。

取材したのは、福島県伊達郡桑折町の亀岡吉徳さん、好子さん夫婦。先祖代々の広い農園を持つ桃専業の農家です。

「今年は春頃の気候が良く、豊作で、例年以上に、大きく甘く、本当に美味しい桃が出来ました。しかし市場価格がこんなに下がったのは農家をしていて初めてです」

亀岡さんは風評被害について驚きを隠せません。もちろん、すべて国の基準をクリアした安全安心な桃ばかりです。

風評被害は 牛肉汚染報道が発端

しかし、3月11日の震災で放射能が問題になってからすぐに、市場価格が下がったわけではありませんでした。

亀岡さんは、通常の市場だけではなく、贈答用の直接販売も行っています。常連客も多く、例年通りダイレクトメールを送ったところ「今年は要りません」という返答も多少はありましたが、想定の範囲内でした。7月初旬までの市場価格が少し低くても予想していたことだといいます。

〝風向き〟が大きく変わったのは7月21日、マスコミによる「牛肉の放射能セシウム汚染問題」の報道以降です。

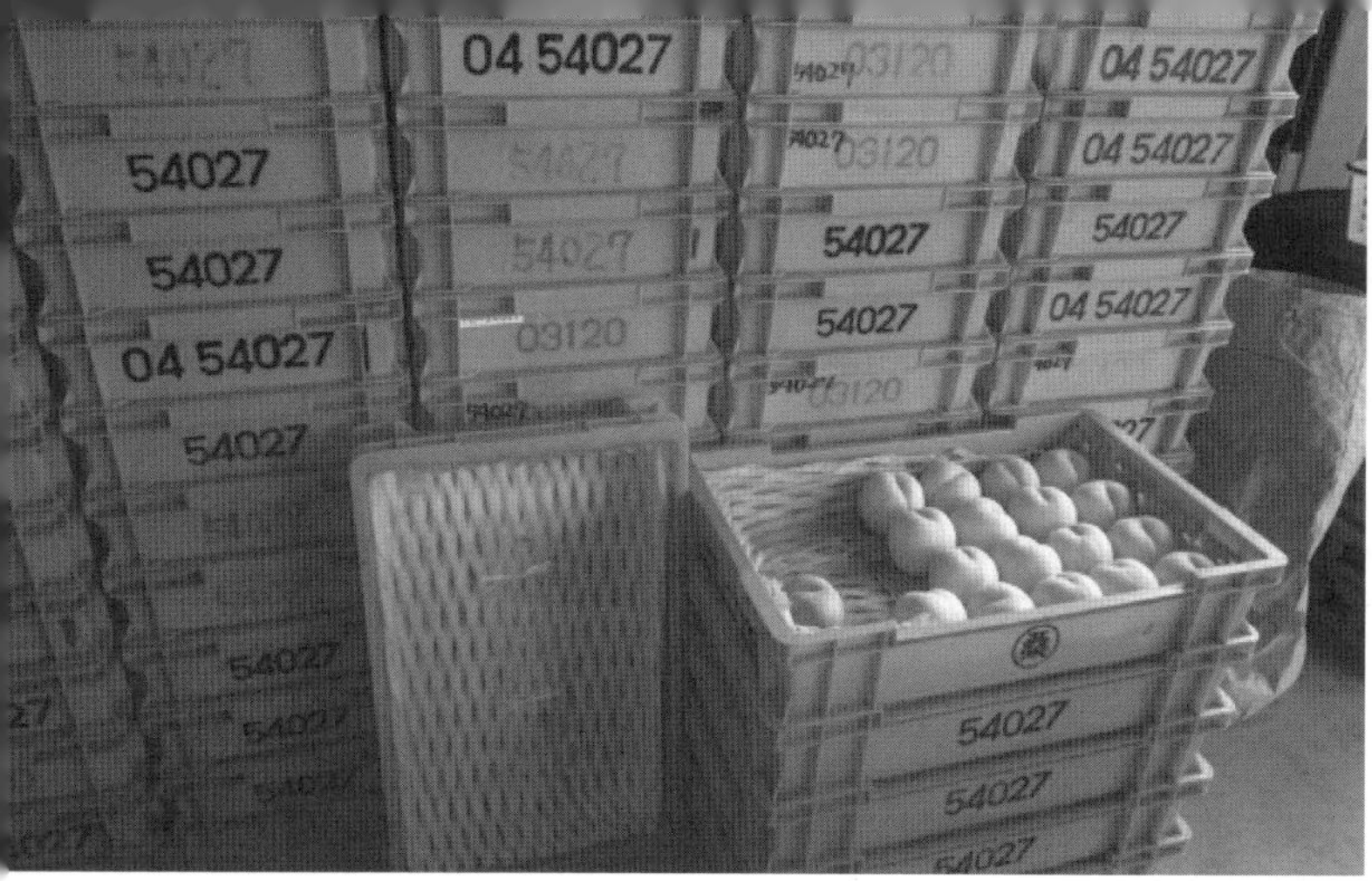

今年は豊作で大きく甘い桃が収穫できた

「福島県南相馬市の畜産農家が出荷した牛17頭で、セシウム汚染の稲わらを食べさせたため、1キログラムあたり1530〜4350ベクレル（暫定基準値の約4〜8倍）が検出され、一部はすでに消費された」というものでした。

厚生労働省も発表！健康被害なしの事実

新聞報道の見出しは、常に衝撃的でした。しかし、記事には「健康に影響はない」と書かれています。では牛肉にはどのくらいの害があるのでしょうか。

例えば、「汚染牛肉」といわれた3200ベクレルの牛肉200グラムを1年間毎日食べ続けたら、被ばく線量は3・7ミリシーベルト、これは、病院のCTスキャン1回分（6・9ミリシーベルト）の半分程度です。

そして、汚染された牛を繰りかえし食べ続けることは考えにくいため、厚生労働省も専門家も「健康へ影響を及ぼすことはない」と発表しています。

しかし、マスコミは連日報道し、国民に、「肉用牛で起こったことは他の食糧でも同じことが起きるのではないか」と、福島県産の食べ物に対する危機感をあおり、一気に販売価格が下がり、買い控えが全国に広がりました。

県内農家が立ち上がる独自の安全アピール！

亀岡さんの農家も7月下旬から市場価格が下がり始め、通常、1キロ400円が、半値の210円になりました。このままでは3分の2ぐらいの減収になります。

果物農家、販売店、卸業者も必死で安全性を訴えています。県では収穫期ごとに首都圏で試食会を開いて安全性をアピールしています。ある農家は、「放射性物質が検出されなかった」という検査の証明書やシールを独自に作って送っています。また、次期シーズンを見据えて除染に取り組む農家もあります。

風評被害に打ち勝つために県内農家は、「黙ってみているわけにはいかない」と、それぞれの工夫で対策を進めているのです。

風評被害ではなく「報道被害」

しかし、農家の方々の努力を無にする、マスコミ報道は止まりません。

8月14日には各紙で「福島県南相馬の60代の男性一人から1ミリシーベルトを超える数値が検出された」と報じられました。

1ミリシーベルトは、健康への影響が全くないレベルなのに、マスコミはあたかも危険が及ぶように騒ぎたてています。

しかも広島・長崎の原爆やチェルノブイリの原発事故でも、100ミリシーベルト以下の被ばくでは、子供も妊婦も健康被害が出てはいないのです。

必要以上に放射能への恐怖心をあおることで、福島県産の農畜産物の買い控えが起きました。観光地では大打撃を受けています。

私は、県内の観光地である、桃狩りや買い物店が並ぶ、有名な「フルーツロード」にも行きました。

「この道は、6月から土日は、観光バスで渋滞し、混み合うのに、今年はガラガラ、お客さんは例年の1割です」

もはや風評被害などではなく、「報道被害」といえるでしょう。東北の一日も早い復興を願うならば、政治家やマスコミ主導の誤った「風評」に、絶対にまどわされてはなりません。

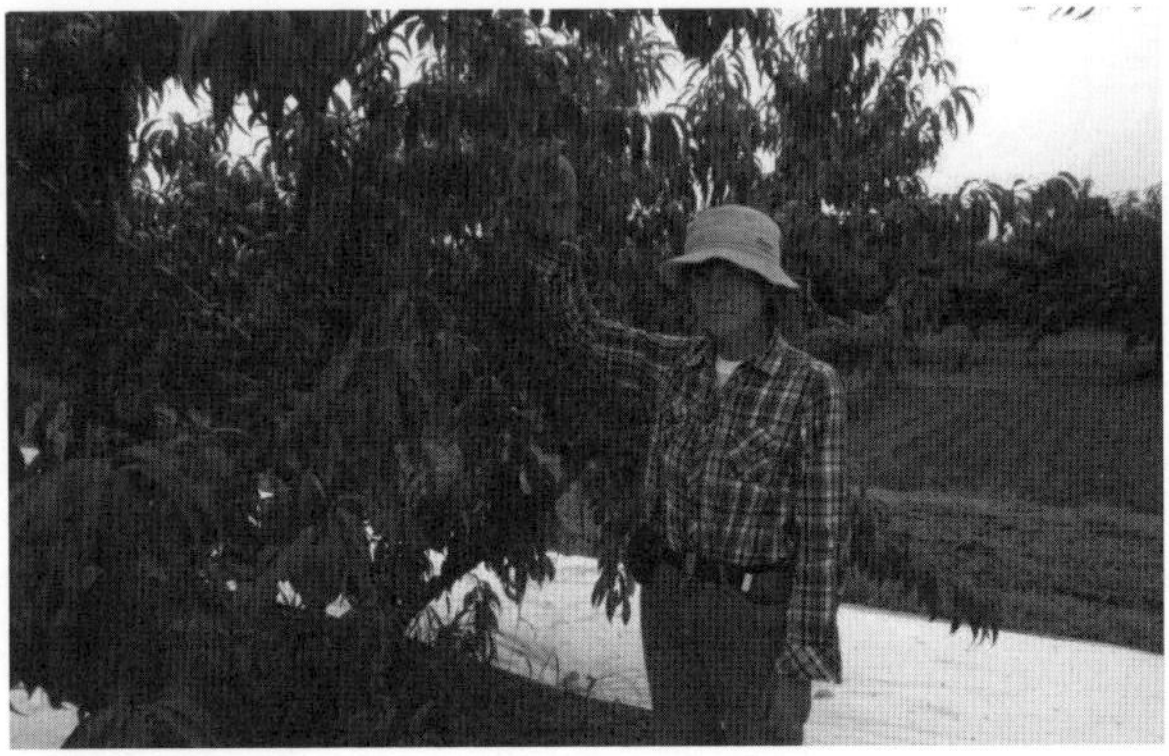
亀岡さんの桃農園

原発事故
実は知られていない事実があった

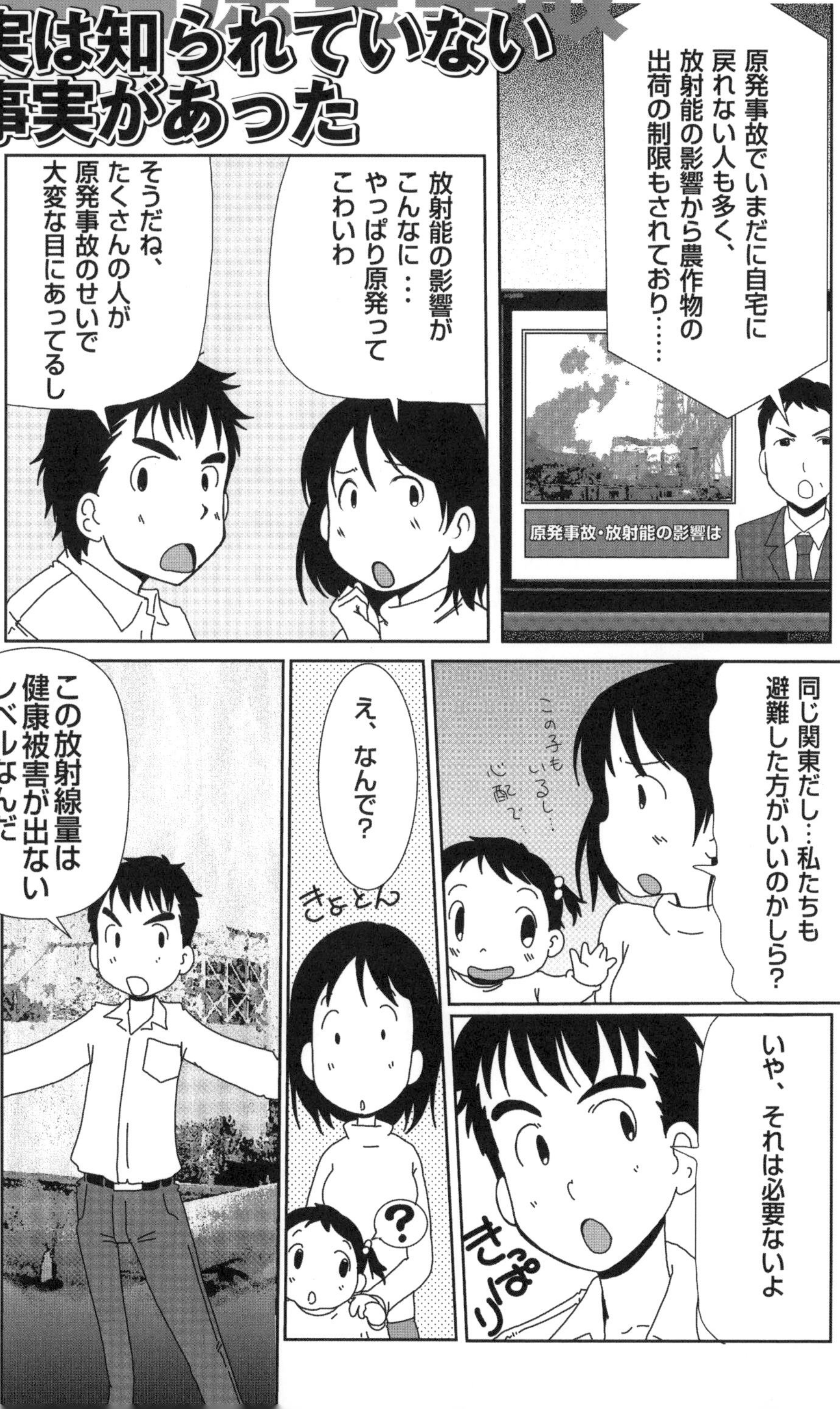
原発事故でいまだに自宅に戻れない人も多く、放射能の影響から農作物の出荷の制限もされており……
原発事故・放射能の影響は
放射能の影響がこんなに…やっぱり原発ってこわいわ
そうだね、たくさんの人が原発事故のせいで大変な目にあってるし
同じ関東だし…私たちも避難した方がいいのかしら?
この子もいるし…心配で…
いや、それは必要ないよ
きっぱり
え、なんで?
きょとん
?
この放射線量は健康被害が出ないレベルなんだ

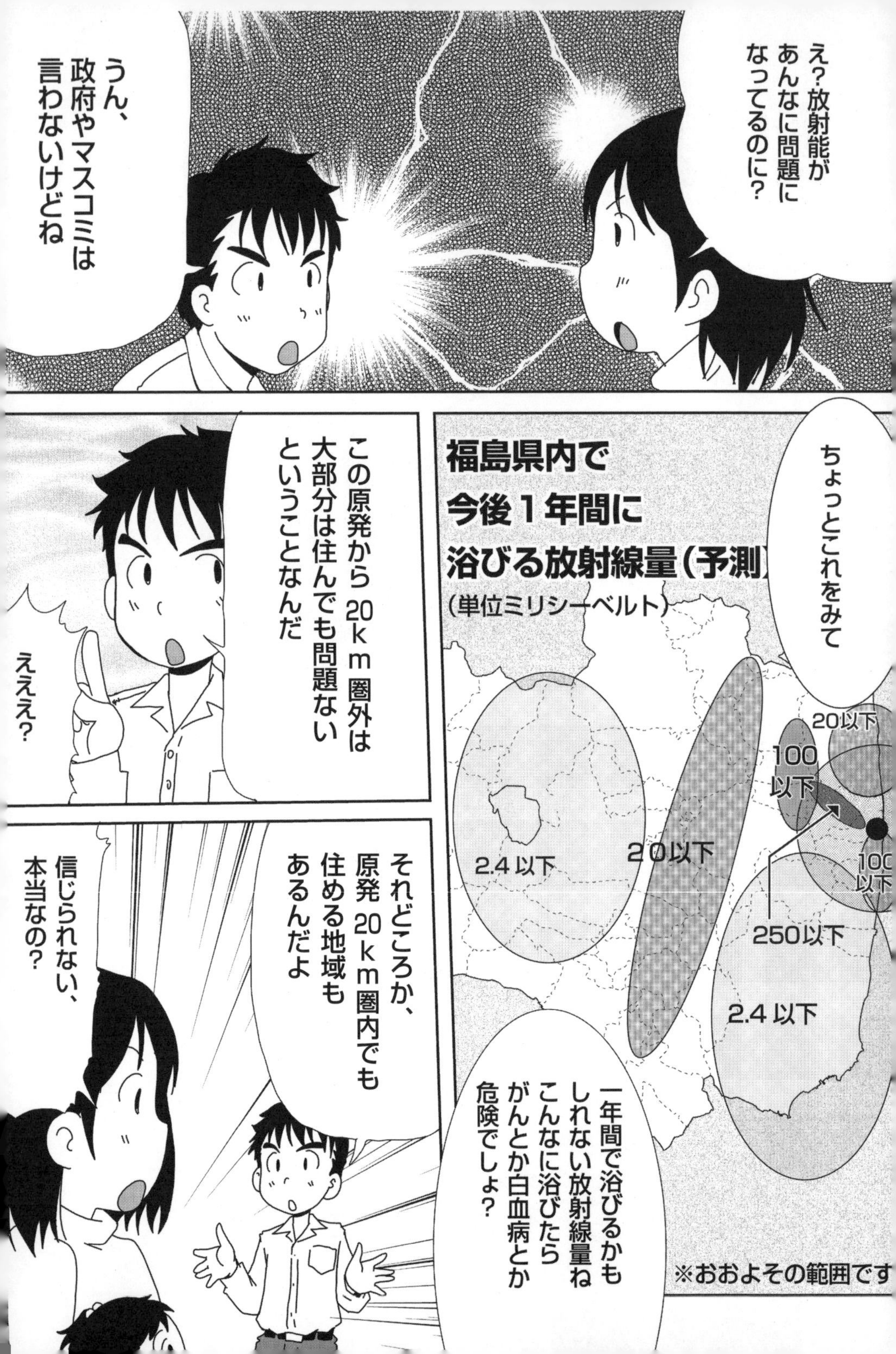
え？放射能があんなに問題になってるのに？
うん、政府やマスコミは言わないけどね
ちょっとこれをみて
福島県内で今後１年間に浴びる放射線量（予測）
（単位ミリシーベルト）
20以下
100以下
2.4 以下
20以下
100以下
250以下
2.4 以下
※おおよその範囲です
この原発から20ｋｍ圏外は大部分は住んでも問題ないということなんだ
えええ？
一年間で浴びるかもしれない放射線量ねこんなに浴びたらがんとか白血病とか危険でしょ？
それどころか、原発20ｋｍ圏内でも住める地域もあるんだよ
信じられない、本当なの？

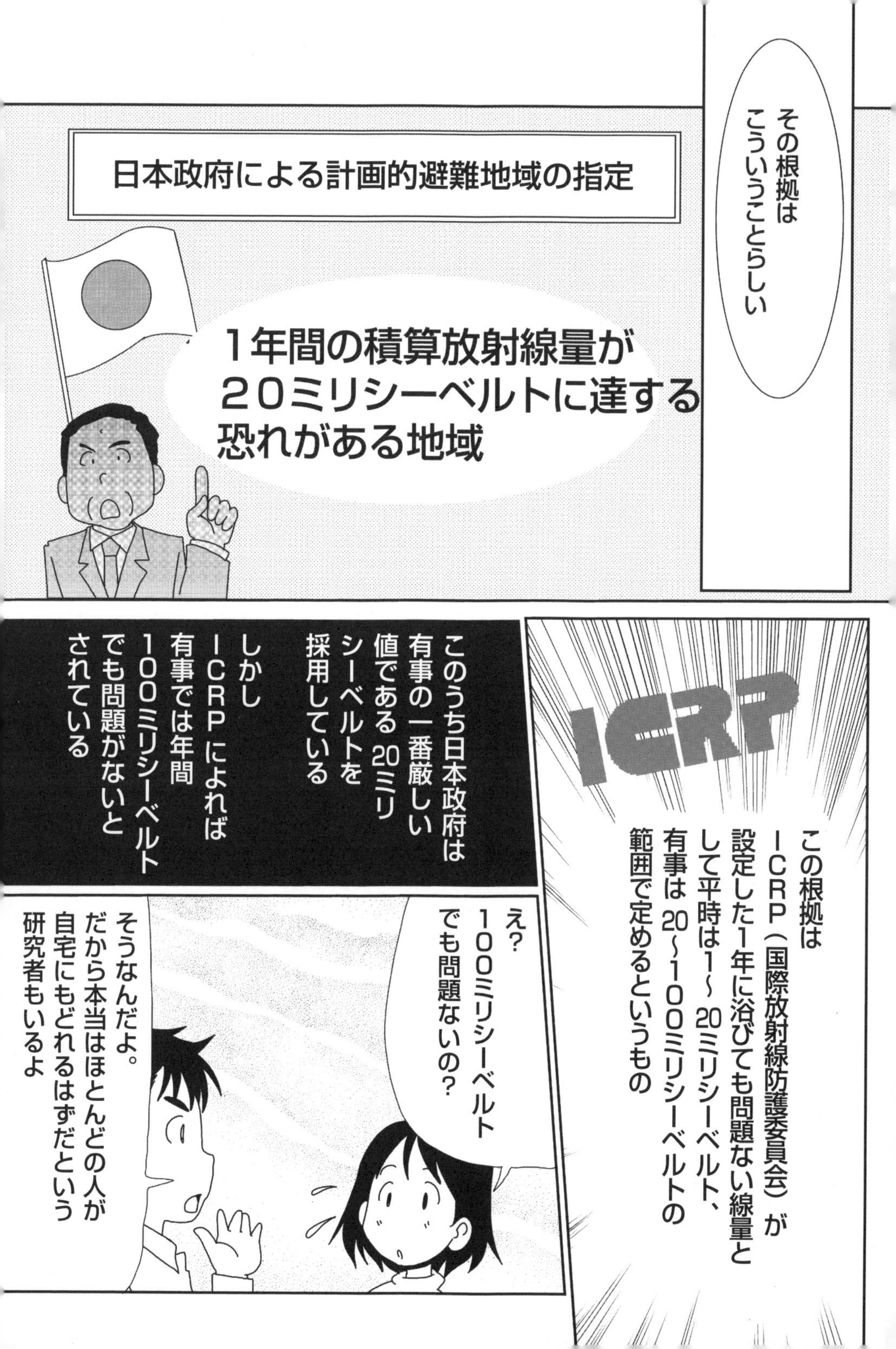
その根拠は
こういうことらしい
日本政府による計画的避難地域の指定
1年間の積算放射線量が
20ミリシーベルトに達する
恐れがある地域
ICRP
この根拠は
ICRP（国際放射線防護委員会）が
設定した1年に浴びても問題ない線量と
して平時は1～20ミリシーベルト、
有事は20～100ミリシーベルトの
範囲で定めるというもの
このうち日本政府は
有事の一番厳しい
値である20ミリ
シーベルトを
採用している
しかし
ICRPによれば
有事では年間
100ミリシーベルト
でも問題がないと
されている
え？
100ミリシーベルト
でも問題ないの？
そうなんだよ。
だから本当はほとんどの人が
自宅にもどれるはずだという
研究者もいるよ

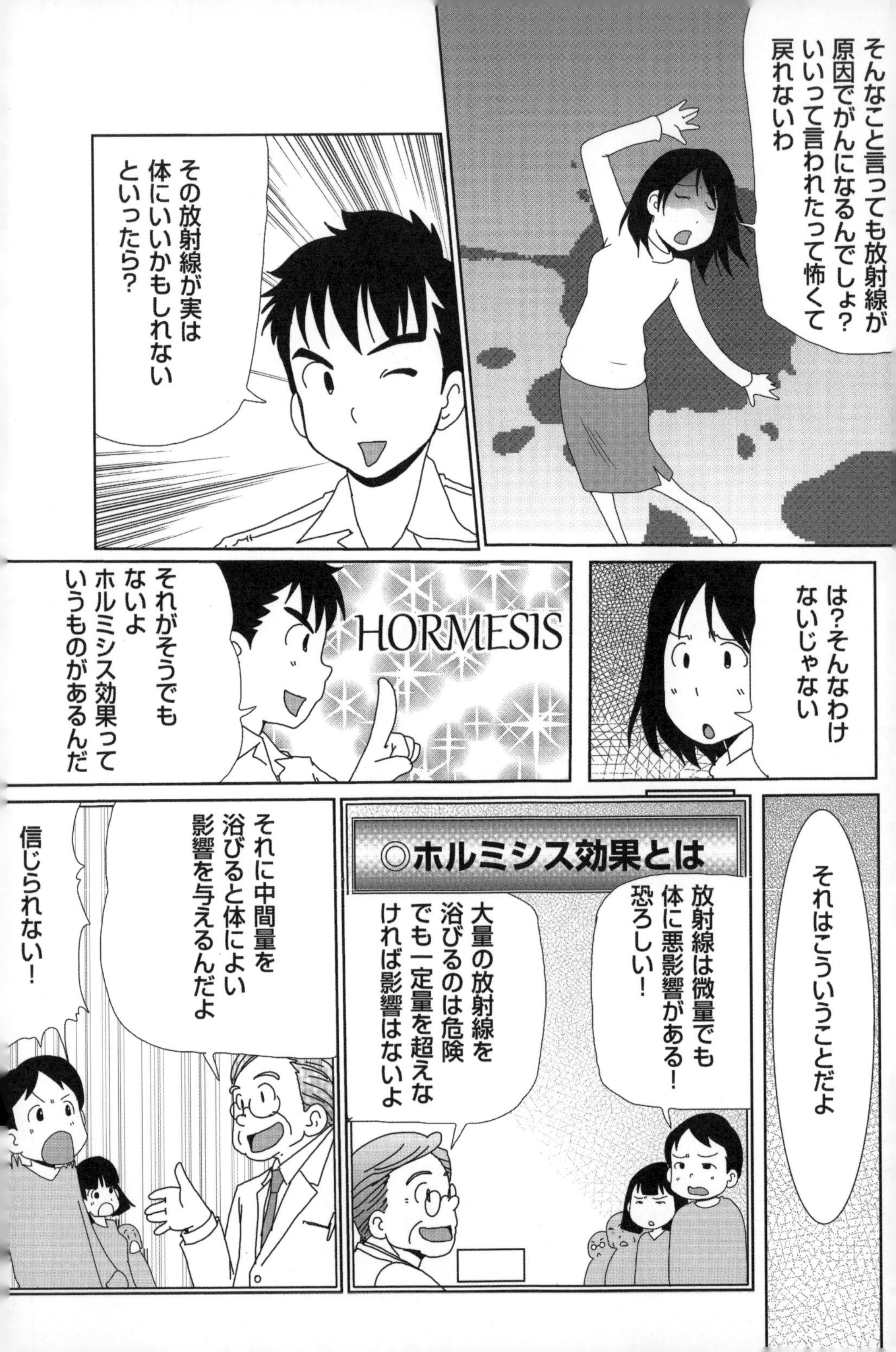
そんなこと言っても放射線が原因でがんになるんでしょ? いいって言われたって怖くて戻れないわ
その放射線が実は体にいいかもしれないといったら?
は? そんなわけないじゃない
HORMESIS
それがそうでもないよ ホルミシス効果っていうものがあるんだ
それはこういうことだよ
◎ホルミシス効果とは
放射線は微量でも体に悪影響がある! 恐ろしい!
大量の放射線を浴びるのは危険でも一定量を超えなければ影響はないよ
それに中間量を浴びると体によい影響を与えるんだよ
信じられない!

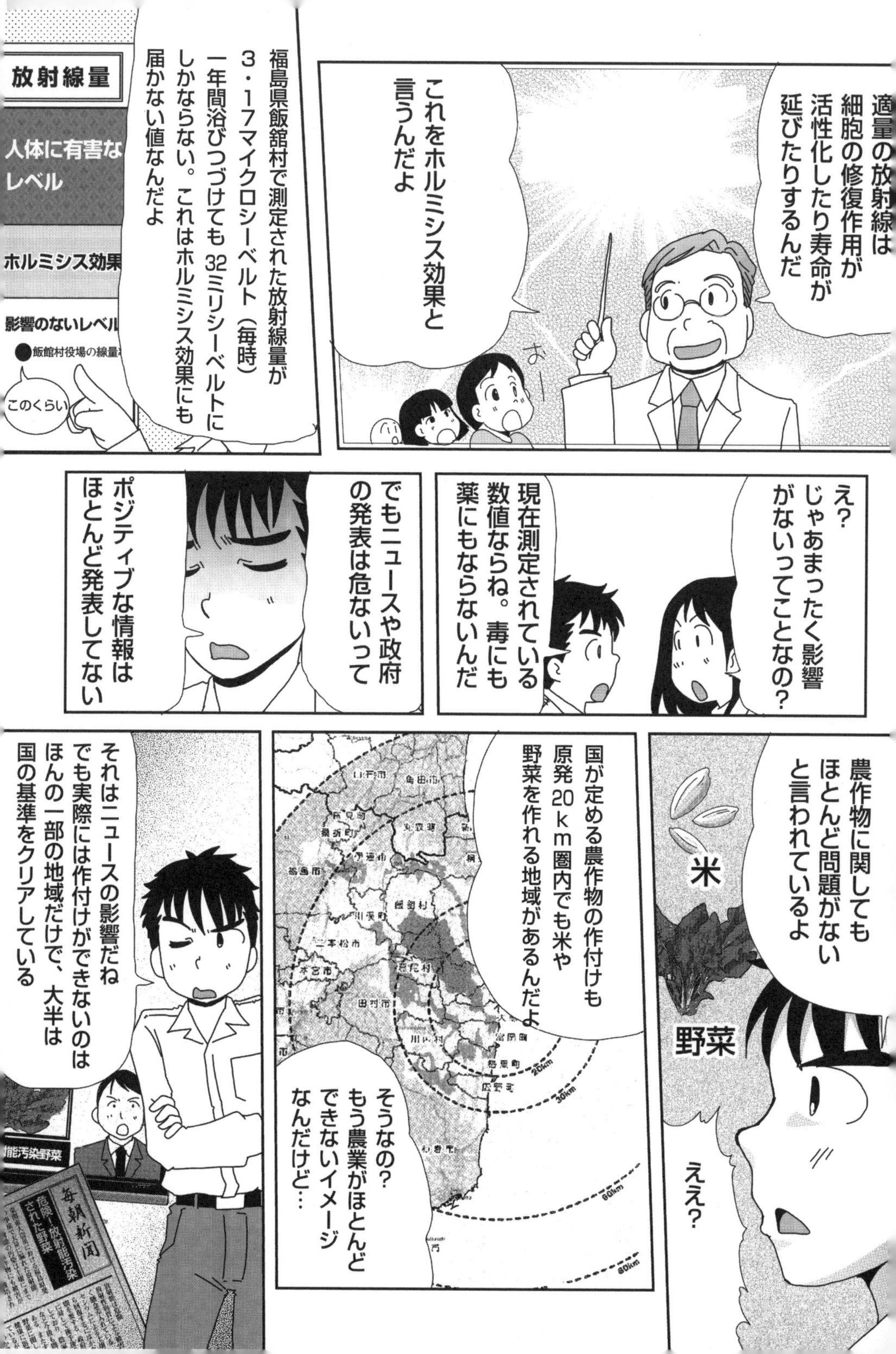
適量の放射線は
細胞の修復作用が
活性化したり寿命が
延びたりするんだ
これをホルミシス効果と言うんだよ
おー
福島県飯舘村で測定された放射線量が 3・17マイクロシーベルト（毎時） 一年間浴びつづけても 32ミリシーベルトに しかならない。これはホルミシス効果にも 届かない値なんだよ
放射線量
人体に有害なレベル
ホルミシス効果
影響のないレベル
飯館村役場の線量
このくらい
え？ じゃあまったく影響がないってことなの？
現在測定されている数値ならね。毒にも薬にもならないんだ
でもニュースや政府の発表は危ないって
ポジティブな情報はほとんど発表してない
農作物に関してもほとんど問題がないと言われているよ
米
野菜
ええ？
国が定める農作物の作付けも原発20ｋｍ圏内でも米や野菜を作れる地域があるんだよ
そうなの？ もう農業がほとんどできないイメージなんだけど…
それはニュースの影響だね でも実際には作付けができないのは ほんの一部の地域だけで、大半は 国の基準をクリアしている
毎朝新聞
危険！放射能汚染された野菜
能汚染野菜

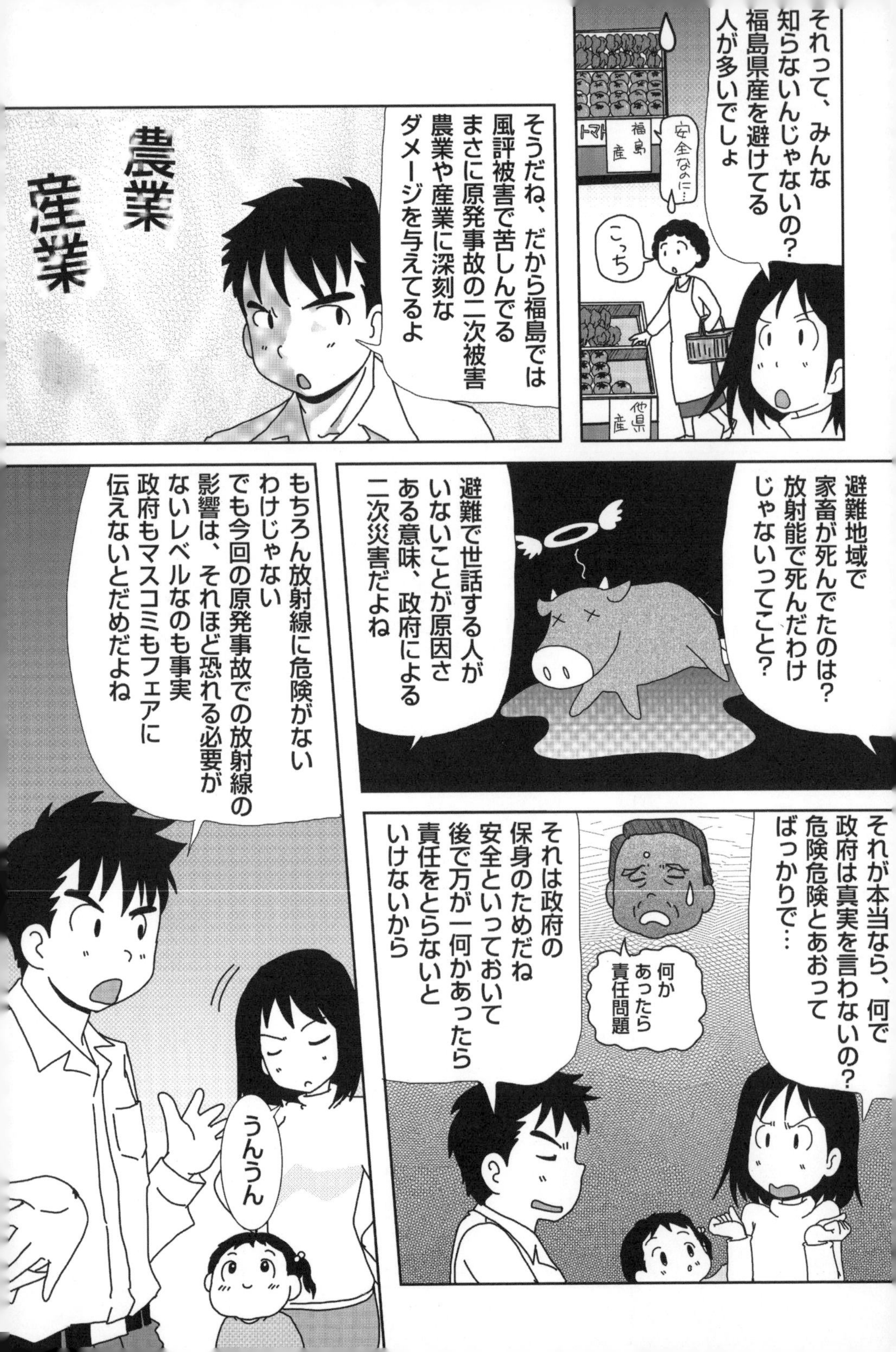
それって、みんな知らないんじゃないの？福島県産を避けてる人が多いでしょ
安全なのに…
こっち
福島産
トマト
他県産
そうだね、だから福島では風評被害で苦しんでるまさに原発事故の二次被害農業や産業に深刻なダメージを与えてるよ
農業
産業
避難地域で家畜が死んでたのは？放射能で死んだわけじゃないってこと？
避難で世話する人がいないことが原因さある意味、政府による二次災害だよね
それが本当なら、何で政府は真実を言わないの？危険危険とあおってばっかりで…
それは政府の保身のためだね安全といっておいて後で万が一何かあったら責任をとらないといけないから
何かあったら責任問題
もちろん放射線に危険がないわけじゃないでも今回の原発事故での放射線の影響は、それほど恐れる必要がないレベルなのも事実政府もマスコミもフェアに伝えないとだめだよね
うんうん

NEWS COLUMN

日本の未来を考えよう

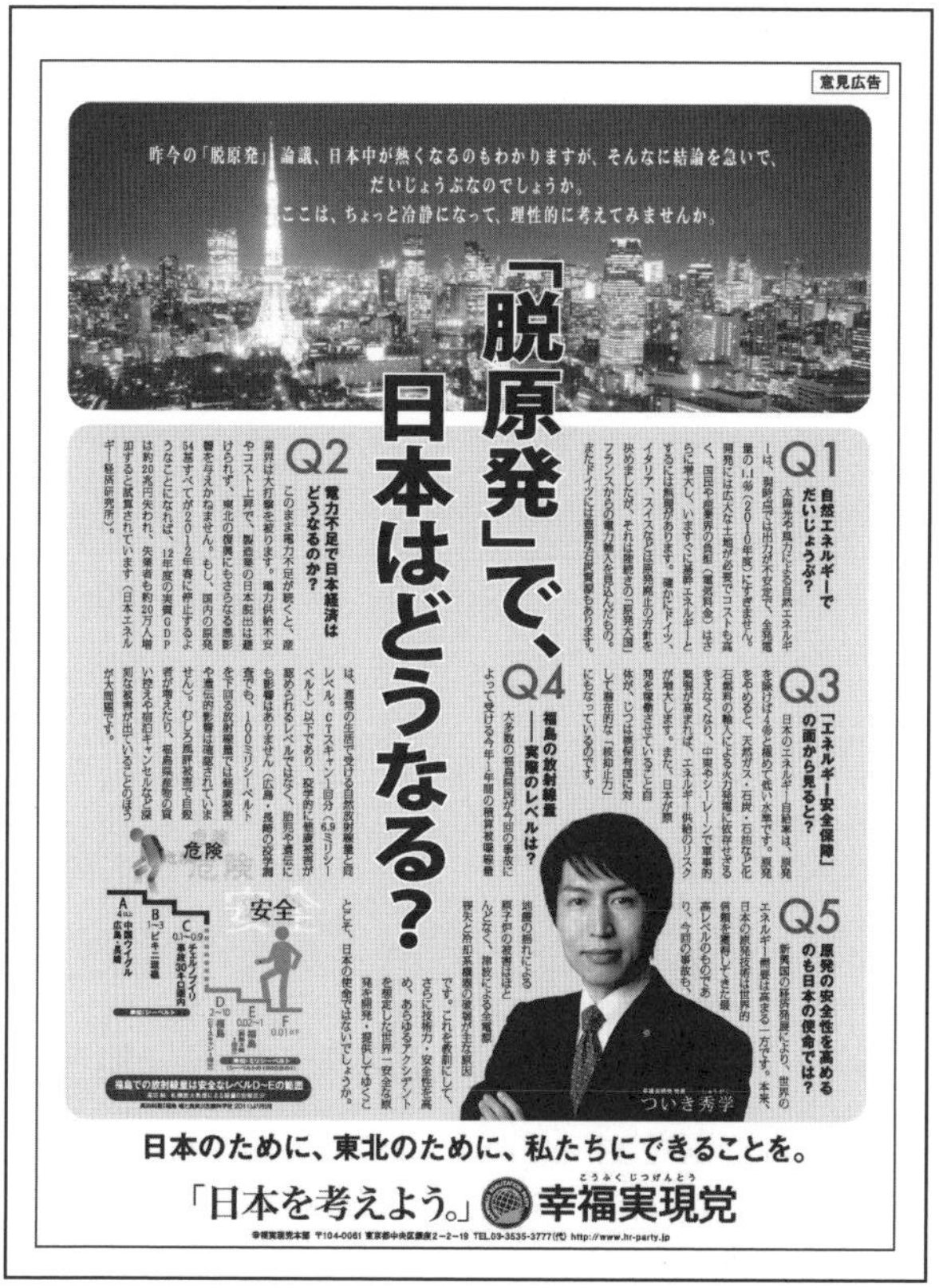

幸福実現党がエネルギー政策の新提案

２０１１年８月、幸福実現党は、「日本のために、東北のために、私たちにできることを」という願いを込めて、日本経済新聞に意見広告を掲載しました。

自然エネルギー、電力不足によるの日本経済への影響、エネルギー安全保障、福島の放射線量レベルなど、原発による風評にまどわされないための、エネルギーに関する真実をわかりやすく解説しました。

日本の将来を冷静に、理性的に考える幸福実現党の政策に「私の考えている事と全く同じ」「大賛成です」などと、多くの賛同の声が寄せられました。

おわりに―

一時的恐怖心で「脱原発」に流されるな

東京電力福島第一原子力発電所の事故は世界各国にも衝撃を与え、「脱原発」の連鎖が広がっています。

ドイツが２０１１年６月、２０２２年までの原発全廃を閣議決定。同月13日にはイタリアで原発再開の是非を問う国民投票が行われ、結果は反対票が９割以上を占め、原発再開は不可能となりました。また、スイスでも５月25日に政府が原発を２０３４年までに廃止する方針を表明、６月８日に下院がこれを承認し、９月28日には上院も承認に至りました。

日本の電力輸入は不可能

事故の当事国である日本でも当然、メディアの多くは原発に否定的な論調に傾いています。

しかし、これら欧州３カ国にならって日本も簡単に「脱原発」というわけにはいきません。３カ国は、原子力発電が約８割を占めるフランスから電力を輸入できます。

一方、四方を海に囲まれた日本は電力の輸入は不可能で、原子力を減らせば、その分、天然ガスや石炭などの化石燃料を大量に海外から輸入しなければなりません。資源価格の動向やシーレーンの安全が脅かされるリスクを考えると、少量のウランから大量のエネルギーを生み出せる原子力の利用はやはり不可欠です。

風評被害は報道被害

人々が脱原発に走る理由は、放射能を恐れてのことです。もちろん、放射能漏れはあってはなりません。

しかし、本書で述べてきたように、放射能への過度な恐怖も問題です。福島の大部分の地域では、今回の事故による年間被ばく量はCTスキャン1回分に過ぎず、疫学上発がんリスクが出るとされる100ミリシーベルトには遥かに及びません。

そもそも放射性物質は普段から自然界に存在し、私たちはごく微量ながら、常に外部被ばくもすれば、呼吸や食物を通じて内部被ばくもしています。体内に取り込んだ放射性物質は、時間を経て体外に排出されます。健康に良いからと、放射性物質を出しているラジウム温泉につかりに行くこともあるほどです。

こうしてみると、今回の事故による放射性物質の拡散で、健康に被害が出るかのようなメディアの報道は、疑問の余地が多分にあります。例えば、以前の週刊誌の中吊り広告には、「放射能『凶悪度』ランキング…骨に50年、肝臓に20年たまり続けるキュリウムが最凶」などとあって、十二分に恐怖心を煽っています。人々は恐怖心の虜になると合理性を欠いた行動に走り、これが社会的な混乱をもたらします。風評被害で特定産地の作物が売れなくなるというのも、恐怖心扇動の影響を考えるなら、「報道被害」というべき面があるでしょう。

必要なのは安全性を高めた原子力発電

国家としてのエネルギー選択において は、そのような報道で煽られた一時的な恐怖心に左右されない、安全保障や効率性も考慮に入れた冷静な判断が求められます。太陽光や風力などの自然エネルギーの研究開発は大いに進めて結構ですが、現時点で日本に必要なのは、「これまで以上に安全性を高くした原子力発電」というのが、私たちの考えです。

幸福実現党党首
ついき秀学

瞬時に有益な情報を得よ！
ザ・リバティweb

TheLibertyweb

リバティ編集部が膨大なニュースの中から、厳選した記事を分かりやすい解説つきで、毎日、あなたのパソコンや携帯メールにお届けします。

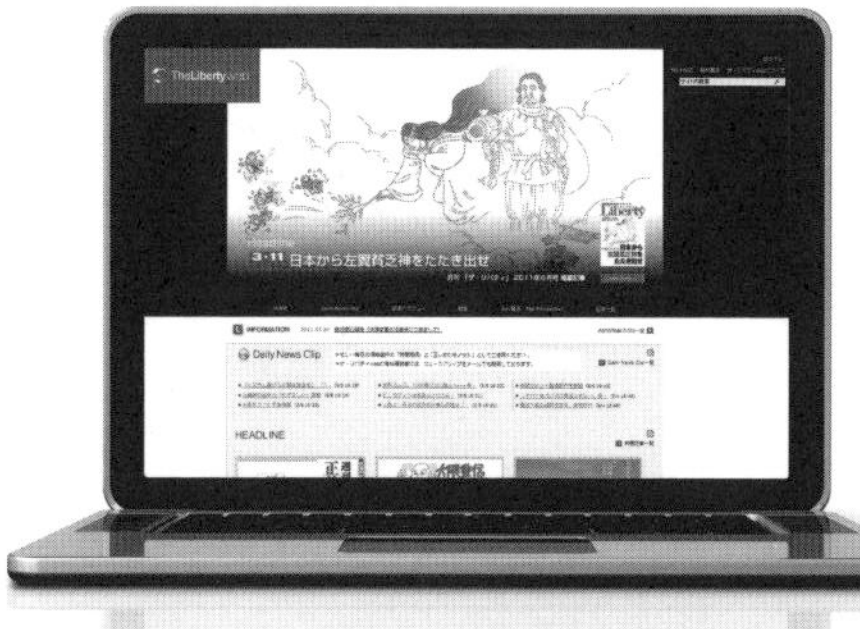

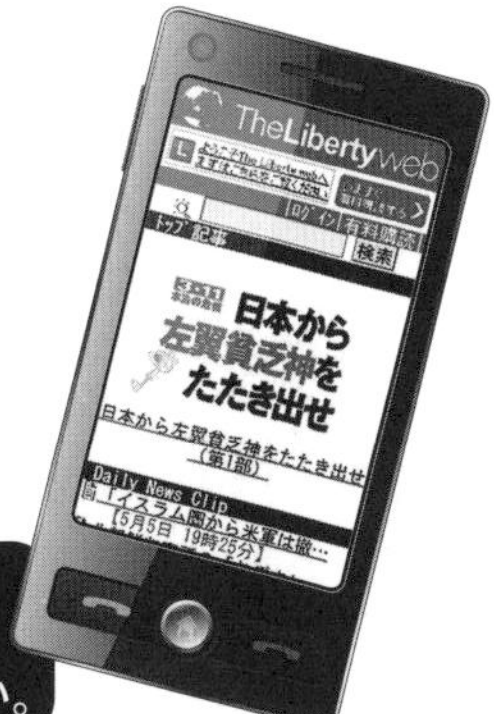

月額520円、今すぐご登録を。
詳しくは、http://the-liberty.com/
もしくは、“ザ・リバティ”で検索してください。

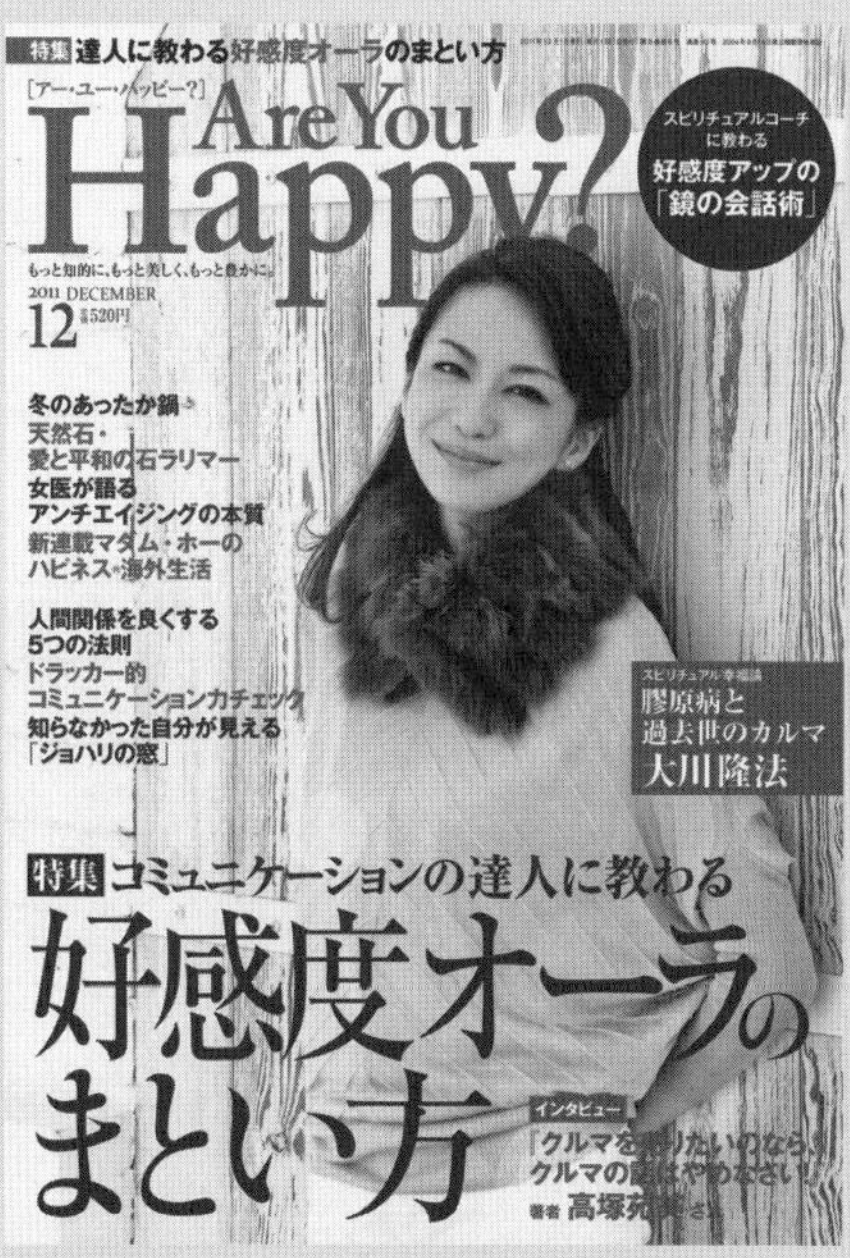

もっと知的に、もっと美しく、もっと豊かに！
Are You Happy?

お金、ブランド、ステイタス。大切なものはたくさんあるけれど、本当の幸せってなんだろう。内面から輝く女性を目指して、Are You Happy?は「心の美しさ」を提案します。毎号の特集や各界で活躍するキーマンへのインタビューから、幸せのヒントを探してみませんか？

毎月30日発売！
「月刊 Are You Happy?」定期購読もあります。
（1年間(12回) 6,240円）
詳しくは、http://www.are-you-happy.com/

定期購読など、お申し込み、お問い合わせは…
フリーダイヤル 0120-73-7707
*月～土曜日 10:00～18:00
*おかけ間違いのない様、お願い致します。
メールweb-office@irhpress.co.jp

大川隆法ベストセラーズ・混迷を打ち破る「未来ビジョン」

幸福実現党宣言

この国の未来をデザインする

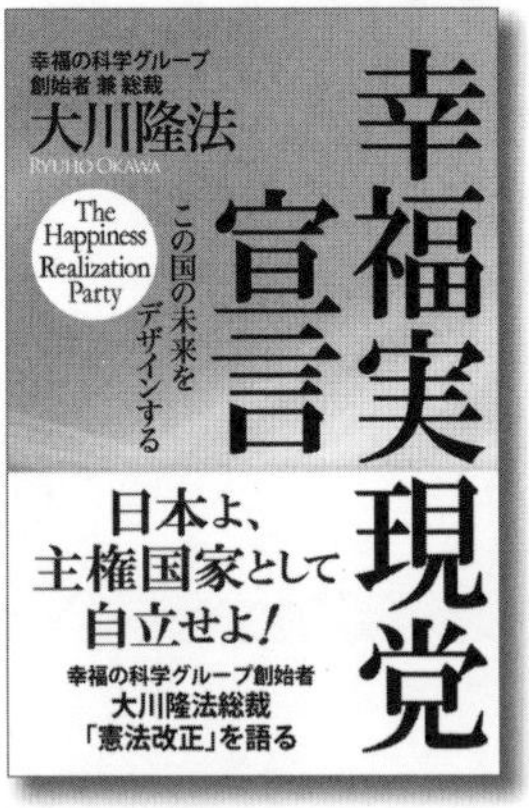

政治と宗教の真なる関係、「日本国憲法」を改正すべき理由など、日本が世界を牽引するために必要な、国家運営のあるべき姿を指し示す。

1,600円

政治の理想について

幸福実現党宣言②

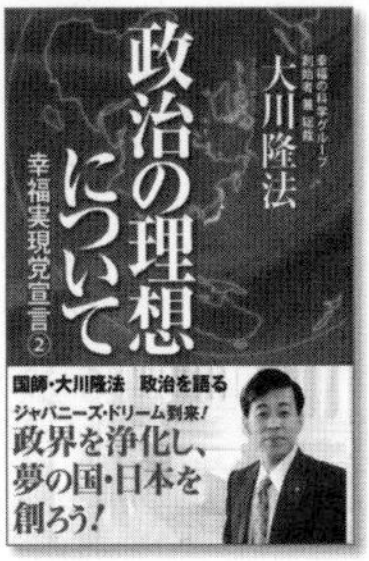

幸福実現党の立党理念、政治の最高の理想、三億人国家構想、交通革命への提言など、この国と世界の未来を語る。

1,800円

政治に勇気を

幸福実現党宣言③

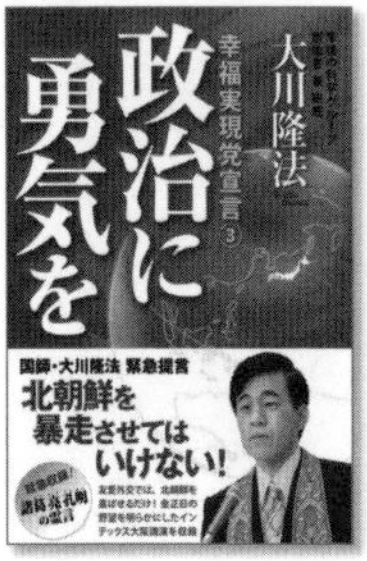

霊査によって明かされる「金正日の野望」とは？ 気概のない政治家に活を入れる一書。孔明の霊言も収録。

1,600円

新・日本国憲法試案

幸福実現党宣言④

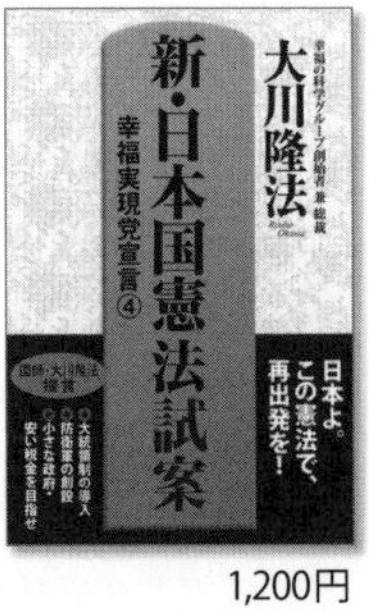

大統領制の導入、防衛軍の創設、公務員への能力制導入など、日本の未来を切り開く「新しい憲法」を提示する。

1,200円

夢のある国へ――幸福維新

幸福実現党宣言⑤

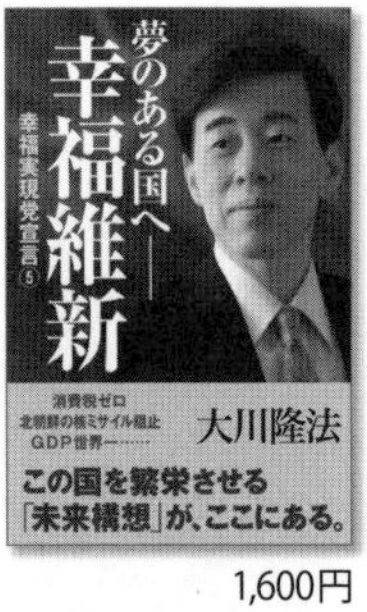

日本をもう一度、高度成長に導く政策、アジアに平和と繁栄をもたらす指針など、希望の未来への道筋を示す。

1,600円

幸福の科学出版株式会社

※表示価格は本体価格（税別）です。

大川隆法ベストセラーズ・新しい国づくりのために

未来への国家戦略

この国に自由と繁栄を

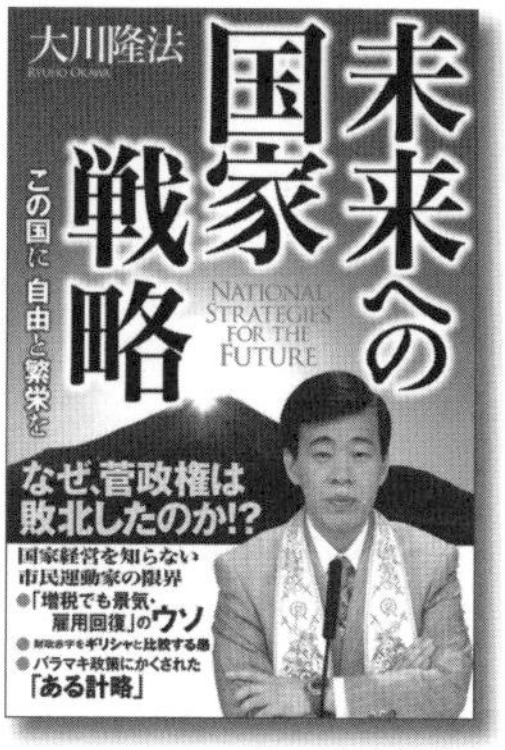

国家経営を知らない市民運動家・菅直人氏の限界を鋭く指摘する。民主党政権による国家社会主義化を押しとどめ、自由からの繁栄の道を切り拓く。

1,400円

宗教立国の精神

この国に精神的主柱を

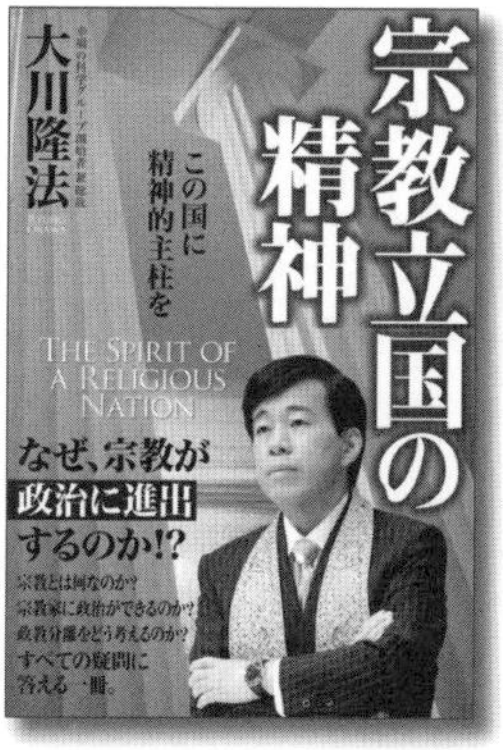

なぜ国家には宗教が必要なのか？　政教分離をどう考えるべきか？　国民の疑問に答えつつ、宗教が政治活動に進出するにあたっての決意を表明をする。

2,000円

大川隆法　政治提言集

日本を自由の大国へ

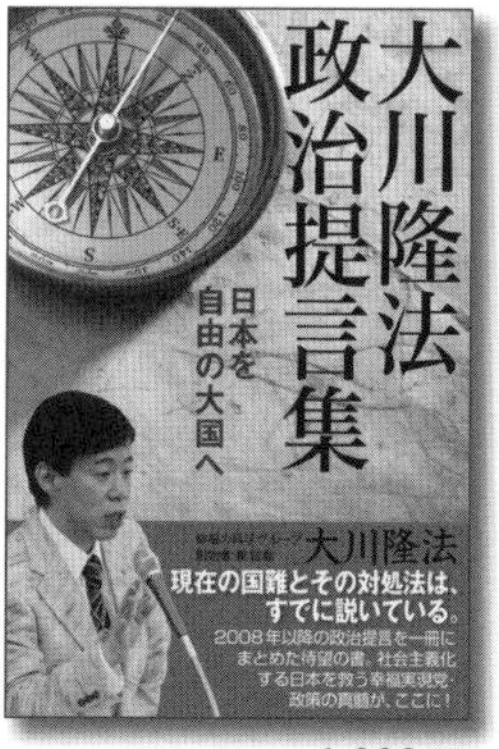

現在の国難とその対処法は、すでに説いている──。2008年以降の政治提言を分かりやすくまとめた書。社会主義化する日本を救う幸福実現党・政策の真髄が、ここに。

1,000円

幸福の科学出版株式会社

※表示価格は本体価格(税別)です。

幸福実現党

平和への決断

国防なくして繁栄なし

大川隆法　著

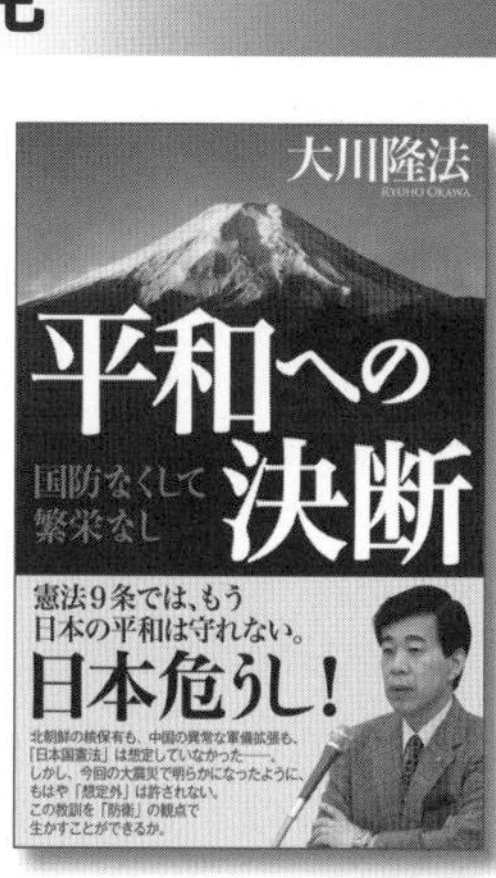

軍備拡張を続ける中国。財政赤字に苦しみ、アジアから引いていくアメリカ。世界の潮流が変わる今、日本人が「決断」すべきこととは。

1,500円

この国を守り抜け

中国の民主化と日本の使命

大川隆法　著

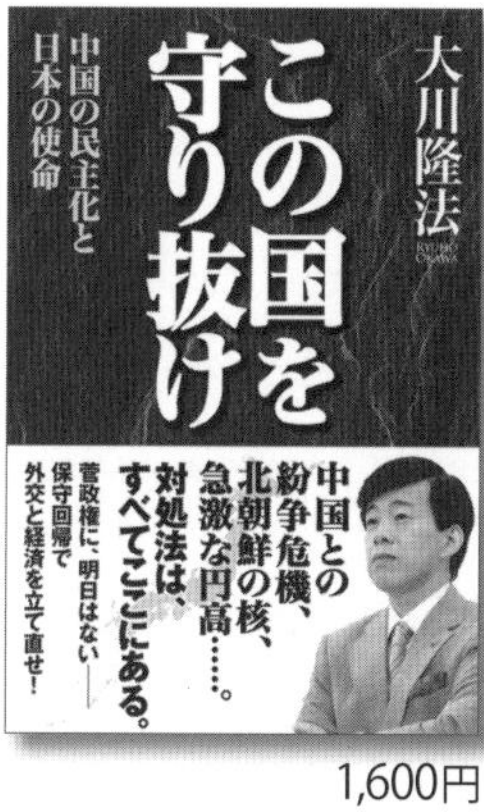

中国との紛争危機、北朝鮮の核、急激な円高……。対処法はすべてここにある。保守回帰で、外交と経済を立て直せ！

1,600円

日本外交の鉄則

サムライ国家の気概を示せ

大川隆法　著

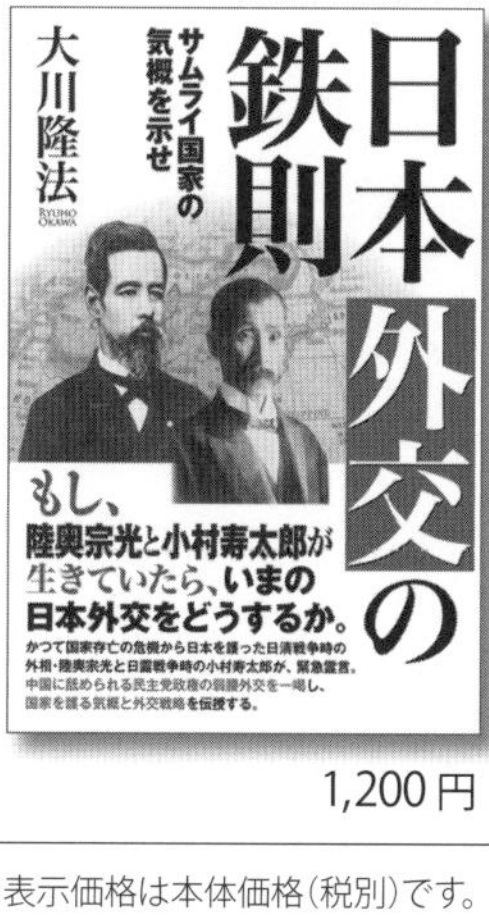

陸奥宗光と小村寿太郎が、緊急霊言。中国に舐められる民主党政権の弱腰外交を一喝し、国家を護る気概と外交戦略を伝授する。

1,200円

発行　幸福実現党
発売　幸福の科学出版株式会社

※表示価格は本体価格（税別）です。

幸福実現党

公開対談
日本の未来はここにあり
正論を貫く幸福実現党

大川隆法　著

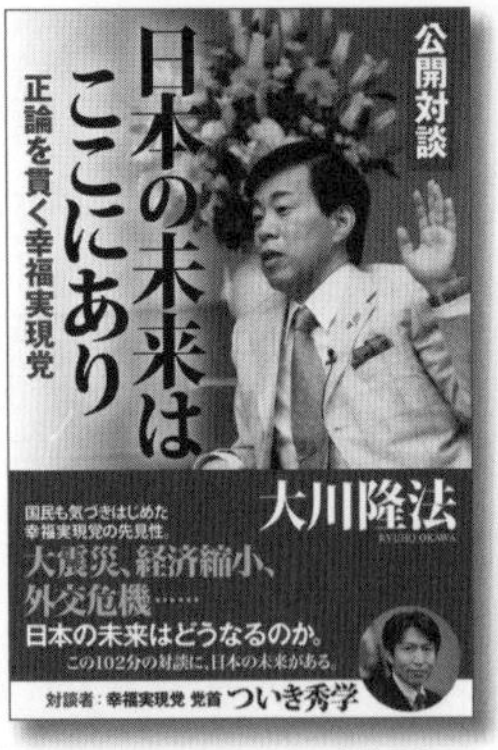

時代に先駆け、勇気ある正論を訴える幸福実現党の名誉総裁と党首が公開対談。震災、経済不況、外交危機を打開する方策を語る。

1,200円

もし空海が民主党政権を見たら何というか
菅さんに四国巡礼を禁ずる法

大川隆法　著

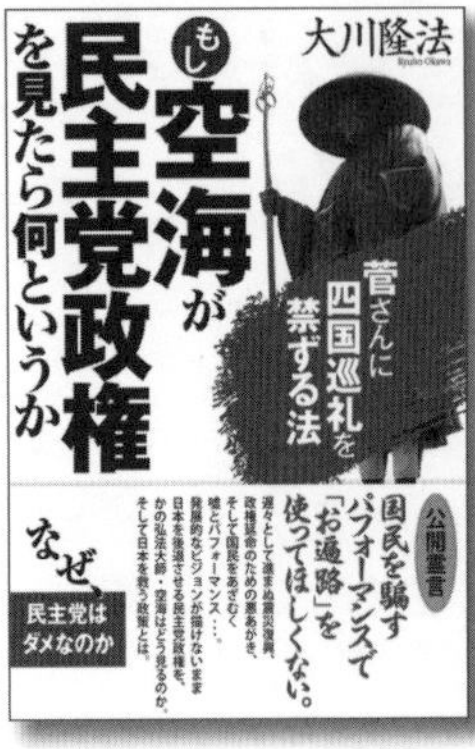

弘法大師空海が公開霊言に登場。発展的なビジョンが描けないまま日本を後退させる民主党政権を、かの弘法大師空海はどう見るのか。

1,300 円

震災復興への道
日本復活の未来ビジョン

大川隆法　著

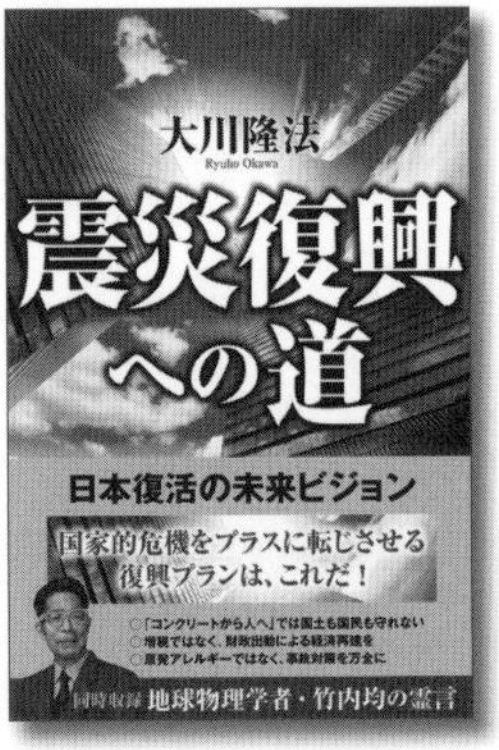

東日本大震災以降、矢継ぎ早に説かれた日本復活のための指針。今の日本に最も必要な、救世の一書を贈る。

1,400円

発行　幸福実現党
発売　幸福の科学出版株式会社

※表示価格は本体価格（税別）です。

幸福実現党

沈みゆく日本を どう救うか

野田佳彦総理のスピリチュアル総合分析

大川隆法 著

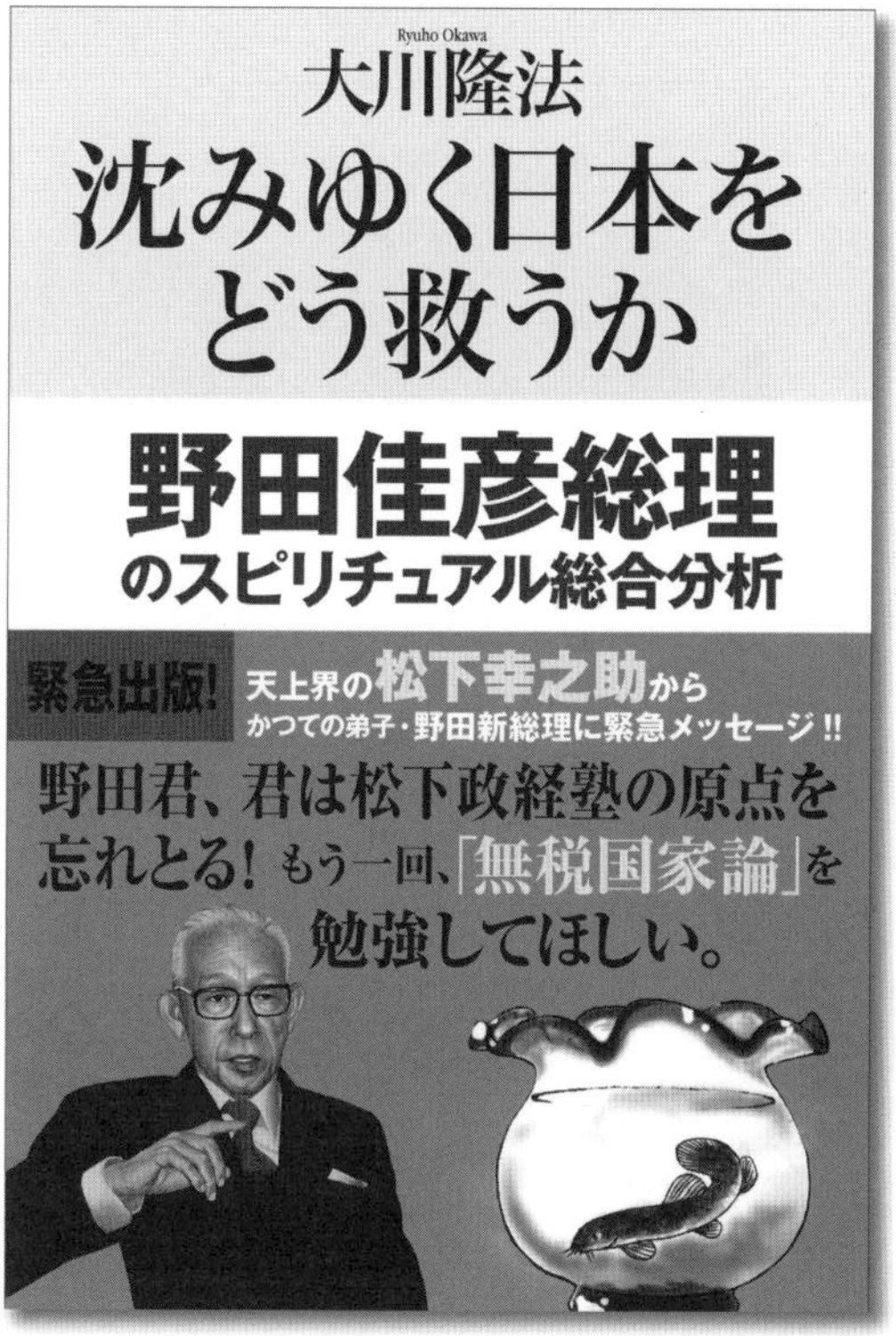
Ryuho Okawa
大川隆法
沈みゆく日本を
どう救うか
野田佳彦総理
のスピリチュアル総合分析
緊急出版!
天上界の松下幸之助から
かつての弟子・野田新総理に緊急メッセージ!!
野田君、君は松下政経塾の原点を
忘れとる! もう一回、「無税国家論」を
勉強してほしい。

1,300円

◆民主党3代目の野田総理は、日本が抱える難題にどう対処するのか？野田総理の守護霊インタビューを通して、国民もマスコミも知らない、その本心を徹底解明。

◆生前「無税国家論」を説いた松下幸之助氏が、天上界から、松下政経塾一期生の野田総理に、緊急メッセージ！「野田君、君は松下政経塾の原点を忘れとる！」

第1章　野田佳彦総理のスピリチュアル総合分析
第2章　松下幸之助、苦言を呈す

発行　幸福実現党
発売　幸福の科学出版株式会社

※表示価格は本体価格（税別）です。

HRPブックレットシリーズVOL.1

これが真実《ホント》の放射能の話

「風評」にまどわされないで

2011年11月30日　初版第一刷

編者／放射能問題研究会

発行／幸福実現党
〒104-0061
東京都中央区銀座2-2-19
TEL03-3535-3777

発売
幸福の科学出版株式会社
〒142-0041
東京都品川区戸越1-6-7
TEL03-6384-3777
http://www.irhpress.co.jp/

印刷製本　誠晃印刷

落丁・乱丁はお取り替えいたします

ISBN978-4-86395-156-3 C0030